PRIMEIROS-SOCORROS

GUIA PARA PROFISSIONAIS

PRIMEIROS-SOCORROS

GUIA PARA PROFISSIONAIS

EDITORES

Fernanda Ariane Mendes Costa
Helio Penna Guimarães
Guilherme Olivatto Benfati

EDITORES ASSOCIADOS

Frederico José Arnaud
Luiz Alexandre Alegrette Borges

Editora dos Editores

CONTEÚDO ORIGINAL

ABRAMEDE
ASSOCIAÇÃO BRASILEIRA DE MEDICINA DE EMERGÊNCIA

IPATRE
Formação que faz a diferença

Editora dos Editores

Primeiros-Socorros – Guia para Profissionais

Fernanda Ariane Mendes Costa, Helio Penna Guimarães, Guilherme Olivatto Benfati

Produção editorial: Triall Editorial Ltda

Copydesk: Cecília Beatriz Alves Teixeira

Revisão: Tânia Cotrim, Cerise Gurgel C. da Silveira

Revisão Referências: Helena Teixeira

Diagramação: Triall Editorial Ltda.

Capa: Triall Editorial Ltda

Impresso no Brasil
Printed in Brazil
1ª impressão – 2019

ISBN: 978-85-85162-02-3

Editora dos Editores
São Paulo: Rua Marquês de Itu,408 - sala 104 – Centro. (11) 2538-3117
Rio de Janeiro: Rua Visconde de Pirajá, 547 - sala 1121 – Ipanema.
www.editoradoseditores.com.br

Este livro foi criteriosamente selecionado e aprovado por um Editor científico da área em que se inclui. A Editora dos Editores assume o compromisso de delegar a decisão da publicação de seus livros a professores e formadores de opinião com notório saber em suas respectivas áreas de atuação profissional e acadêmica, sem a interferência de seus controladores e gestores, cujo objetivo é lhe entregar o melhor conteúdo para sua formação e atualização profissional.
Desejamos-lhe uma boa leitura!

Dados Internacionais de Catalogação na Publicação (CIP)
(Câmara Brasileira do Livro, SP, Brasil)

Primeiros-socorros : guia para profissionais / editores: Fernanda Ariane Mendes Costa, Hélio Penna Guimarães,
Guilherme Olivatto Benfati ; editores associados: Frederico José Arnaud, Luiz Alexandre Alegrette Borges. -- São Paulo : Editora dos Editores, 2018.
200 p. : il.

Bibliografia
ISBN 978-85-85162-02-3

1. Primeiros-socorros 2. Emergências médicas I. Costa, Fernanda Ariane Mendes II. Guimarães, Hélio Penna III. Benfati,Guilherme Olivatto IV. Arnaud, Frederico José V. Borges VI. Alegrette, Luiz Alexandre

18-1586 CDU 616.025

Índices para catálogo sistemático:

1. Primeiros-socorros : Medicina 616.025

Agradecimentos

Esta obra certamente jamais teria se concretizado sem o fundamental e precioso incentivo da Associação Brasileira de Medicina de Emergência (Abramede).

Estamos movendo a Medicina de Emergência além das academias e hospitais para atender a todos os que querem prestar primeiros-atendimentos com qualidade e segurança.

Agradecemos a todos aqueles que se dedicam a aprender primeiros-socorros e cuidados imediatos, e que certamente salvam muitas vidas!

Ao amigo Alexandre Massa Rzezinski: muito obrigado por sua amizade fraterna de longas jornadas de trabalho.

Ao amigos do Instituto Paulista de Treinamento e Ensino – IPATRE, pela dedicação em mostrar que não existem fronteiras para o conhecimento.

Os editores

Sobre os Editores

Fernanda Ariane Mendes Costa

Instrutora e *Faculty* dos Cursos de Suporte Básico e Avançado de Vida da American Heart Association (AHA) pelo Centro de Ensino, Treinamento e Simulação do Hospital do Coração (CETES-HCor).

Helio Penna Guimarães

Médico Especialista em Medicina de Emergência, Medicina Intensiva e Cardiologia. Mestrado em Dirección Médica – Instituto Carlos III-Madrid. Doutor em Ciências pela Universidade de São Paulo (USP). Primeiro Secretário da Associação Brasileira de Medicina de Emergência (Abramede), 2018-2019. Diretor Científico do Instituto Paulista de Treinamento e Ensino (IPATRE). Professor Afiliado do Departamento de Medicina da Escola Paulista de Medicina da Universidade Federal de São Paulo (EPM/Unifesp). Professor Titular da Disciplina de Medicina de Emergência do Centro Universitário São Camilo, SP. Médico Pesquisador do Instituto de Pesquisa do Hospital do Coração (HCor). Coordenador Médico do Instituto de Ensino do Hospital do Coração (HCor). International *Fellow* pela American Heart Association (FAHA) e *Fellow* pelo American College of Physicians (FACP).

Guilherme Benfatti Olivato

Médico Especialista em Clínica Médica. Instrutor do Centro de Ensino, Treinamento e Simulação do Hospital do Coração (CETES-HCor). Médico Plantonista da UTI de Clínica Médica da Escola Paulista de Medicina da Universidade Federal de São Paulo (EPM/Unifesp).

Sobre os Editores Associados

Luiz Alexandre Alegretti Borges

Médico Especialista em Medicina de Emergência e Medicina Intensiva. Ex-Presidente da Associação Brasileira de Medicina de Emergência (Abramede) no período de 2016 a 2017 e da Associação de Medicina Intensiva Brasileira (AMIB) no período de 1991a1995. Coordenador da Câmara Técnica de Medicina de Emergência do Conselho Regional de Medicina do Estado do Rio Grande do Sul (CREMERS). Membro da Câmara Técnica de Medicina de Emergência do Conselho Federal de Medicina (CFM). Coordenador da Comissão de Residência Médica (COREME) do Hospital de Pronto Socorro de Porto Alegre (HPS). Médico Intensivista das Unidades de Terapia Intensiva do HPS e do Hospital Nossa Senhora da Conceição de Porto Alegre.

Frederico Carlos de Sousa Arnaud

Médico Especialista em Medicina de Emergência, Medicina Intensiva e Anestesiologia. Presidente da Associação Brasileira de Medicina de Emergência (Abramede) no período de 2018 a 2019. Médico Coordenador do SAMU de Fortaleza, Ceará. Coordenador da Unidade de Emergência do Hospital Dr. Carlos Alberto Studart Gomes – Hospital de Messejana. Coordenador da Residência em Medicina de Emergência da Secretaria da Saúde do Estado do Ceará. Professor de Medicina de Emergência da Universidade de Fortaleza (UNIFOR). Pós-graduado em Neurointensivismo pelo Hospital Sírio Libanês, SP (HSL).

Apresentação

Primeiros-atendimentos ou primeiros socorros? Esta é uma dúvida frequente para definição do tema... Mas o que importa? Afinal, relevante é não omitir-se e fazer o que deve ser feito com segurança e qualidade, com o único objetivo de atingir o melhor resultado. Recuperar quem está em situação de risco e não estender a gravidade das lesões...

Este manual tem por proposta oferecer pragmático conhecimento a profissionais e não profissionais da saúde que se dedicam a cuidar e que, antes de mais nada, não refutam a oportunidade de ajudar, atender e salvar vidas. Precisamos diariamente destes resilientes socorristas que estão sempre a postos para responder às situações emergenciais que podem acontecer com qualquer um, a qualquer hora e em qualquer lugar! Capítulos objetivos, rápidos e focados no essencial, buscam oferecer leitura fácil e ao mesmo tempo rica em aprendizado.

Esperamos oferecer aos que realmente acreditam que só qualificação pode salvar mais vidas o nosso melhor! Seguimos em frente, pois muitos corações bons precisam continuar batendo saudáveis em suas famílias e trabalhos.

Hélio Penna Guimarães
MD,MsC,MBA,PhD

Prefácio

Primum Non Nocere
Hipócrates, 3 a.C.

Hipócrates, ao redor do ano 430 a.C., propôs no parágrafo 12 do primeiro livro da sua obra Epidemia: "Pratique duas coisas ao lidar com as doenças; auxilie ou não prejudique o paciente". Esta talvez seja a citação correta da sua famosa frase: *Primum non nocere. Primum non nocere* ou *primum nil nocere* que significa "primeiro, não prejudicar". Também conhecido como princípio da não maleficência, aplica-se em referência à necessidade de evitar riscos, custos e danos desnecessários.

O suporte básico de vida e os primeiros-socorros reúnem um conjunto de procedimentos, habilidades e conhecimentos que deveriam compor disciplina pilar fundamental de ensino a todo cidadão: saber o que e como se comportar em diversas situações diárias de risco e que demandam cuidados emergenciais, compor o cenário do auxílio e evitar a extensão de lesões. Os primeiros-socorros feitos em ação individual ou coletiva devem manter os sinais vitais e tentar evitar a piora do quadro.

Conhecimentos de larga divulgação no mundo ainda demandam no Brasil, de massivo ensino a todas as populações, mesmo aos profissionais de saúde mais experientes, considerando seu papel fundamental e interferência direta na morbidade e mortalidade da maioria dos cenários pré-hospitalares.

Esperamos que esta seja a primeira de muitas edições deste pequeno manual destinado à educação e capacitação de socorristas e direcionado à recuperação de vidas e redução de riscos!

Sumário

Seção 4

Choque e Emergências Traumáticas 109

Seção 5

Emergências Maternas 137

Seção 6

Emergências Ambientais 143

1

Seção

Aspectos Gerais

capítulo 1

Serviços Médicos de Emergência

Conceito e Definições

Os **primeiros-socorros** representam a prestação de cuidados básicos e assistência imediata a uma vítima ou pessoa ferida até a chegada de um serviço de emergência com profissionais da saúde. Faz parte deste atendimento também o acionamento deste serviço para a chegada do mesmo ao local rapidamente.

Convém citar que os primeiros-socorros não precisam estar centrados apenas em uma lesão física ou na doença, mas também no atendimento inicial como um todo, que inclui apoio psicológico para pessoas que sofrem emocionalmente devido à vivência ou testemunho do evento traumático.

As situações mais comuns são: atendimento de vítimas de acidentes, atropelamentos, incêndios, afogamentos, catástrofes naturais, acidentes industriais, pessoas que sofreram ataque cardíaco, convulsões, desconforto respiratório etc.

Há pessoas que são obrigadas a prestar os primeiros-socorros devido à sua formação ou ramo de atividade profissional, como policiais, bombeiros, comissários de bordo, salva-vidas e guardas florestais, médicos, enfermeiros e profissionais de saúde. É importante sempre ter em mente que devem ser mantidas sigilosas as informações privadas da vítima e que forem acessadas durante seu atendimento. Só divulgue informações relevantes sobre uma vítima para os socorristas/profissionais da saúde quando eles assumirem os cuidados.

Sua função ao prestar os primeiros-socorros é:

- Reconhecer que existe uma situação de emergência;
- Verificar se o local é seguro para você e para a vítima;
- Ligar para o SME/SAMU (192 no Brasil);
- Prestar socorro até que algum profissional da saúde e com conhecimento mais avançado chegue e assuma os cuidados.

■ NÃO DEIXE DE PRESTAR OS PRIMEIROS-SOCORROS

Prestar os primeiros-socorros pode fazer parte das obrigações de trabalho. Neste caso, você é obrigado a prestar socorro durante o serviço. Mas é importante entender que existem aspectos legais envolvidos de acordo com a legislação brasileira que regem os aspectos de omissão de socorro. Assim, deixar de prestar socorro a quem não tem condições de socorrer a si próprio ou comunicar o evento à autoridade pública que possa fazê-lo, quando possível, é crime.

Omissão de Socorro é um dos crimes previstos no Código Penal brasileiro (CP), em seu art. 135. É o exemplo clássico do crime omissivo.

- **Bem jurídico:** A vida e a saúde da pessoa humana.
- **Sujeitos:**
  - Ativo: qualquer pessoa desde que não tenha provocado dolosamente ou culposamente a situação de perigo. O dever de agir como ocorre nos arts. 133 e 134 do CP não decorre de um vínculo especial entre os sujeitos ativo e passivo e sim do próprio ordenamento jurídico diante do caso concreto. Se o agente provoca o perigo responderá por lesão corporal ou homicídio, restando a eventual omissão absorvida pelo delito mais grave. Em sendo lesão ou o homicídio culposo, a eventual omissão funcionará como causa especial de aumento de pena, conforme o arts. 121, §4º e 129, §7º do CP. Segundo a maioria dos doutrinadores, é inadmissível o concurso de pessoas, pois o dever de agir é individual, pessoal e, portanto, não comporta divisão. Cada um que transgredir no seu particular dever responderá pelo crime individualmente. Assim, se duas ou mais pessoas se negam a prestar auxílio, cada um responderá pelo delito. Se um deles prestar o socorro, exime da responsabilidade os demais. Se o socorro for prestado posteriormente, aquele que se omitiu não estará isento da pena.
  - Passivo: a criança abandonada ou extraviada, a pessoa inválida ou ferida ao desamparo de qualquer pessoa em grave e iminente perigo. Criança, de acordo com o Estatuto da Criança e do Adolescente (ECA), é pessoa menor de 12 anos, art. 2º da Lei 8.069/90. Abandonada, privada de assistência de seus responsáveis ou entregue à própria sorte. Extraviada, perdida, desordenada ou privada da vigilância de quem poderia protegê-la. Inválida é aquela pessoa que em razões de suas condições físicas, biológicas ou psíquicas, precisa de assistência de outrem como, por exemplo, nos casos de: doenças, deficiências física ou mental, idade avançada, pessoa ferida e aquela que apresenta alguma ofensa à sua integridade física (corporal). Ao desamparo, a pessoa privada do socorro é incapaz de afastar a situação de perigo grave e iminente, aquele de grandes proporções e prestes a acontecer.
- **Tipo objetivo:** a conduta típica consiste em deixar de prestar assistência sem risco pessoal quando possível fazê-la ou não pedir socorro à autoridade pública competente ao se deparar com o sujeito passivo (essas pessoas elencadas no artigo). Trata-se de crime omissivo próprio onde se pune a não realização de uma ação que o autor poderá realizar diante da situação concreta em que se encontrava. O autor transgrediu um dever de atuar. Quando o agente encontra o sujeito passivo fica com o dever de assistência direta, que seria acionar a autoridade pública competente. Essa opção não fica a bel-prazer do agente. Somente o caso concreto poderá determinar a medida correta de socorro, pois a assistência pessoal pode agravar a situação, assim como o acionamento da autoridade competente poderá ser ato ineficaz. Podemos afirmar que é uma assistência indireta, supletiva ou subsidiária da assistência direta. Devemos ressaltar que a assistência somente será exigível nas hipóteses de não haver risco pessoal, pois a lei não exige de ninguém atos de heroísmo. A presença de risco pessoal afasta a tipicidade da conduta. Em havendo risco para terceiros, embora a conduta possa ser típica, não haverá crime face a excludente do estado de necessidade.

- **Tipo subjetivo:** dolo direto ou eventual. É a decisão do agente na inação, como a sua consciência que poderia agir e com meios necessários para agir.
- **Consumação/tentativa:** a omissão de socorro consuma-se quando o agente não presta o socorro devido ainda que outro o tenha feito posteriormente. E, como consequência, ocorra a efetiva lesão da vítima. O crime de omissão de socorro é um crime de perigo, como a primeira parte "que a criança... desamparo" (Art. 135). Na segunda parte "grave e iminente perigo", constitui crime de perigo concreto.
- **Causas de aumento de pena:** prevista no § único. A pena será aumentada na metade se da omissão resultar lesão de natureza grave. Na hipótese de resultar morte, a pena será triplicada. Essas causas de aumento de pena somente incidirão se ficar demonstrado que a execução da conduta devida ou da conduta omitiva tenha evitado o resultado. Obs.: a crítica que se faz ao § único do art. 135 CP, refere-se à sua redação equivocada, pois não há a relação de causalidade alguma na omissão, sendo-lhe assim mesmo imputado o resultado, desde que seja possível demonstrar que a ação devida teria evitado o resultado.
- **Pena/ação penal:** pena na forma simples, detenção de 1 a 6 meses ou multa. Se o resultado é lesão grave, reclusão de 1 a 4 anos. Se resultar morte, reclusão de 4 a 12 anos.
- **Classificação:** comum (suj. ativo) e próprio (suj. passivo), perigo abstrato (1ª parte) e concreto (2ª parte), doloso, instantâneo, unisubjetivo, unisubsistente ou plurisubsistente. Em regra não admite tentativa.

SOLICITE PERMISSÃO PARA PRESTAR OS PRIMEIROS-SOCORROS

Ao encontrar uma pessoa enferma, mas que responde, apresente-se como prestador de primeiros-socorros antes de tocá-la. Pergunte se você pode ajudá-la. Qualquer pessoa tem o direito de recusar.

KIT DE PRIMEIROS-SOCORROS

Diversos são os kits de primeiros-socorros disponíveis, bem como diversos são seus padrões. A seguir sugerimos o kit padrão recomendado pela *American Heart Association* em seus cursos de suporte básico e primeiros-socorros, e que segue também os padrões da OSHA (*Occupational Safety and Health Administration*), ANSI (*American National Standards Institute*) e a ISEA (*International Safety Equipment Association*).

Os itens listados abaixo são suficientes para locais de trabalho de pequeno porte. Locais de trabalho de maior porte devem contar com mais kits ou com suprimentos adicionais.

- Gaze (tamanho mínimo: 10 cm × 10 cm);
- Duas gazes grandes (tamanho mínimo: 20 cm × 25 cm);
- Caixa de curativos adesivos;
- Um pacote de bandagem de gaze em rolo de, no mínimo, 5 cm de largura;
- Duas bandagens triangulares;
- Agente antisséptico para limpar ferimentos, como lenços umedecidos;
- Tesoura;
- Pelo menos um cobertor térmico;
- Pinça;
- Fita adesiva;
- Luvas de látex e luvas especiais para alérgicos ao látex;

- Equipamento para ressuscitação, como uma máscara de bolso;
- Duas bandagens elásticas;
- Tala moldável;
- Orientações para o acionamento do serviço de emergência (inclusive uma lista com os telefones locais de emergência, como os da polícia, dos bombeiros, do SME/SAMU ou do centro de controle de intoxicações);
- Guia de Consulta Rápida de Primeiros-Socorros do Salva-Corações* (pode usar este guia);
- DEA.

capítulo 2

Anatomia Básica

Conceito e Definições

Anatomia é a ciência que estuda a forma e a estrutura dos diferentes elementos que constituem o corpo humano.

É de extrema importância que o socorrista tenha conhecimento básico da anatomia humana e dos termos usados para descrevê-la, para informar de modo correto a situação do paciente ao serviço de emergência.

TERMOS DE POSIÇÃO E DIREÇÃO DO CORPO HUMANO

Posição anatômica: (Figura 2.1) padrão de referência de posição no corpo humano no estudo de sua anatomia. O corpo está em pé, ereto e de frente para o observador. Os braços ficam ao longo do corpo e as palmas das mãos estão voltadas para a frente.

As referências de todas as estruturas do corpo humano estão baseadas nesta posição.

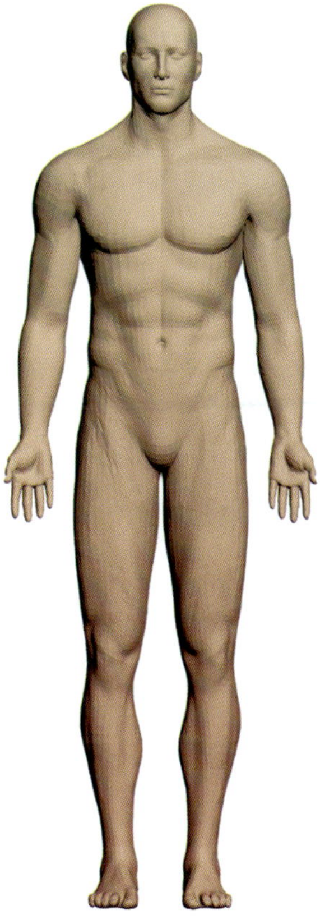

Figura 2.1 Posição anatômica.

Anterior	Região dianteira do corpo ou de um segmento corporal.
Posterior	Região traseira do corpo ou de um segmento corporal.
Mediana	Linha imaginária que divide os corpos nas metades direita e esquerda.
Medial	Região que se aproxima da linha mediana.
Lateral	Regiões que se afastam da linha mediana para os lados.
Superior	Regiões mais altas, no sentido do topo da cabeça (por exemplo o tórax é superior ao abdome).
Inferior	Regiões mais baixas, que se afastam da cabeça; normalmente usadas nas comparações de estruturas (por exemplo, os lábios são inferiores ao nariz).
Proximal	Regiões mais próximas ao tronco.
Distal	Regiões que se afastam do tronco.
Supina	Paciente deitado com a barriga para cima.
Prona	Paciente deitado com a barriga para baixo.
Lateral de repouso	Paciente deitado de lado (utilize os termos lateral esquerda e lateral direita de repouso).

DIVISÕES DO CORPO HUMANO

Cabeça	Crânio (aloja o cérebro), face e mandíbula (maxilar inferior).
Pescoço	
Tronco	Tórax, abdome (abaixo das costelas até a cintura pélvica), pelve (protege os órgãos e os ossos da cintura pélvica).
Membros superiores	Articulação do ombro, braço, cotovelo, antebraço, punho e mão.
Membros inferiores	Articulação do quadril, coxa, joelho, perna, tornozelo e pé.

Cavidades do Corpo Humano

Há quatro cavidades principais no corpo humano, sendo duas anteriores e duas posteriores. Alojadas nessas cavidades estão órgãos vitais, glândulas, vasos sanguíneos e nervos.

Cavidades Posteriores

- **Cavidade craniana:** aloja o cérebro e as meninges (membranas que recobrem o cérebro e a medula espinal).
- **Cavidade espinal:** situada ao longo da coluna e no centro das vértebras, protege a coluna espinal e as meninges.

Cavidades Anteriores

- **Cavidade torácica:** delimitada pela caixa torácica, é formada pelas costelas, que protegem o coração e os pulmões. O diafragma é o músculo que separa a cavidade torácica da cavidade abdominal.
- **Cavidade abdominal:** situa-se abaixo da caixa torácica e aloja rins, estômago, fígado, intestino delgado, intestino grosso, vesícula biliar, pâncreas e baço.
- **Cavidade pélvica:** aloja a bexiga, parte do intestino grosso e os órgãos reprodutivos.

Quadrante Abdominais

- **Quadrante superior direito (QSD):** contém a maior porção do fígado, a vesícula biliar e parte dos intestinos delgado e grosso.
- **Quadrante superior esquerdo (QSE):** contém a maior porção do estômago, o baço e parte dos intestinos delgado e grosso.
- **Quadrante inferior direito (QID):** contém o apêndice e parte dos intestinos delgado e grosso.
- **Quadrante inferior esquerdo (QIE):** contém parte dos intestinos delgado e grosso.

Sistemas do Corpo Humano

- **Sistema tegumentar:** é formado pela pele e seus anexos, tais como pelos, unhas e glândulas. Atua, entre outras funções, isolando o corpo, evitando a perda excessiva de água e regulando a temperatura.
- **Sistema esquelético:** é constituído basicamente por ossos e cartilagens. A principal função desse sistema é garantir a movimentação e sustentação do nosso organismo, proteger os órgãos de impactos, produzir células sanguíneas e atuar como depósito de cálcio.
- **Sistema articular:** é formado pelas articulações e proporciona a união das peças do esqueleto humano.
- **Sistema muscular:** é composto pelos músculos e garante a movimentação do nosso corpo e a contração de órgãos.
- **Sistema cardiovascular:** é constituído por tecido sanguíneo, vasos sanguíneos e coração. O objetivo desse sistema é garantir que o oxigênio e os nutrientes sejam levados até as células e os produtos indesejáveis sejam removidos.
- **Sistema respiratório:** é formado por nariz, faringe, laringe, traqueia, brônquios, bronquíolos e pulmões. Esse sistema garante a hematose e, consequentemente, que o oxigênio seja levado às células.
- **Sistema digestório:** é composto por boca, faringe, esôfago, estômago, intestino delgado, intestino grosso e glândulas associadas, como as salivares, fígado e pâncreas. Esse sistema quebra os alimentos em partículas menores, para que possam ser aproveitadas pelo organismo.

- **Sistema urinário:** é formado por rins, ureteres, bexiga e uretra. Esse sistema elimina as substâncias tóxicas e em excesso no organismo.
- **Sistema genital:** o sistema genital masculino é constituído por testículos e vias espermáticas, enquanto o feminino é formado por ovários, tubas uterinas, útero e vagina. A principal função desse sistema é garantir a reprodução e produção de hormônios.
- **Sistema nervoso:** é formado pelo Sistema Nervoso Central, constituído por encéfalo e pela medula espinal, e pelo Sistema Nervoso Periférico, constituído pelos nervos e gânglios. Esse sistema capta estímulos dos meios externo e interno, bem como formula as respostas para tais estímulos.
- **Sistema endócrino:** é constituído por todas as glândulas endócrinas do corpo, como hipófise, tireoide, pâncreas, testículos e ovários. Sua função principal é garantir a produção de hormônios e, portanto, o controle das funções biológicas e a homeostase.
- **Sistema linfático:** é composto por linfa, vasos linfáticos, linfonodos e órgãos linfoides. Esse sistema recolhe o líquido intersticial e o devolve para o sangue, além de ajudar na defesa do organismo.

Relacionando as Estruturas Corporais

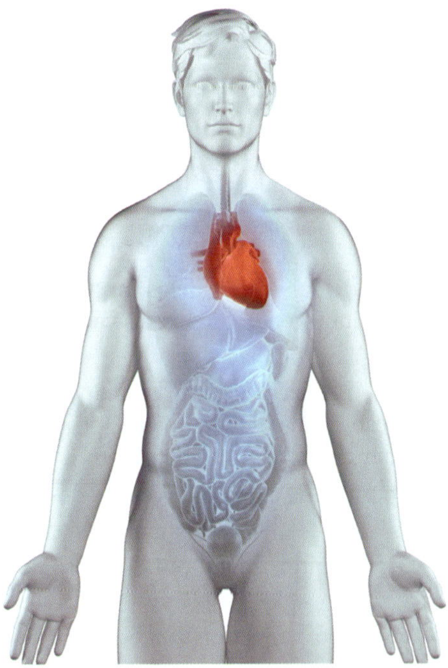

Figura 2.2 Posição anatômica do coração.

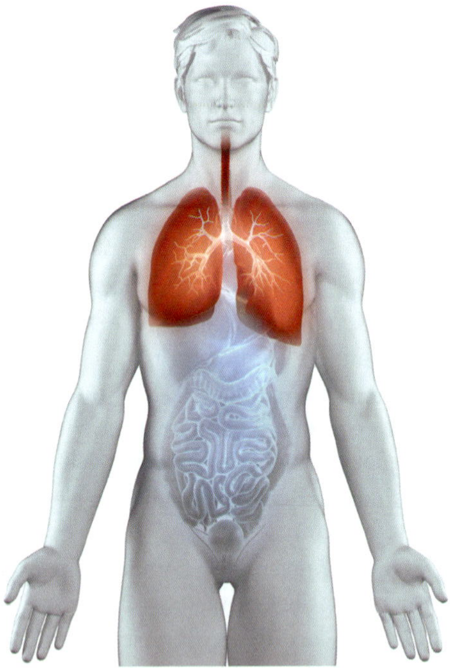

Figura 2.3 Posição anatômica dos pulmões.

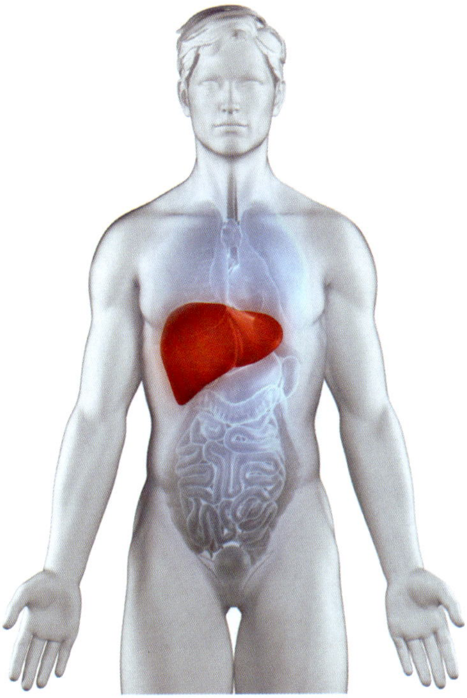

Figura 2.4 Posição anatômica do fígado.

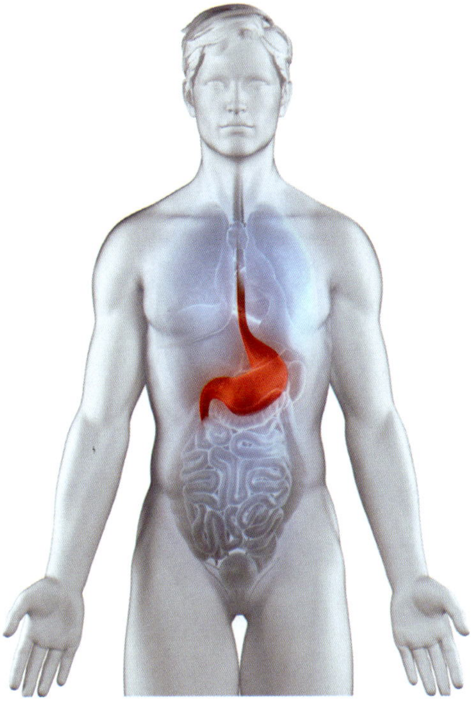

Figura 2.5 Posição anatômica do estômago.

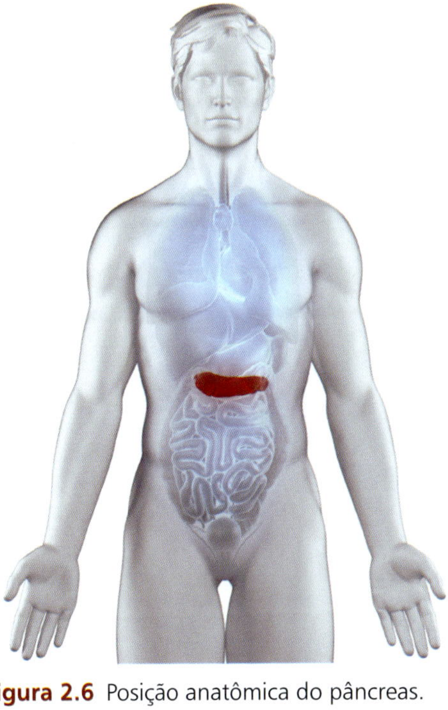

Figura 2.6 Posição anatômica do pâncreas.

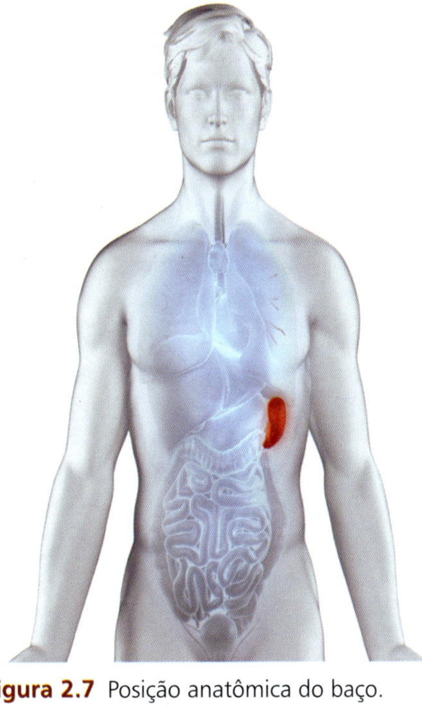

Figura 2.7 Posição anatômica do baço.

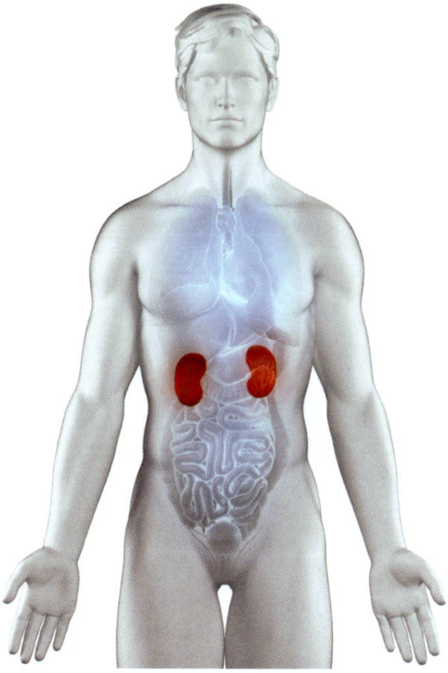

Figura 2.8 Posição anatômica do rim.

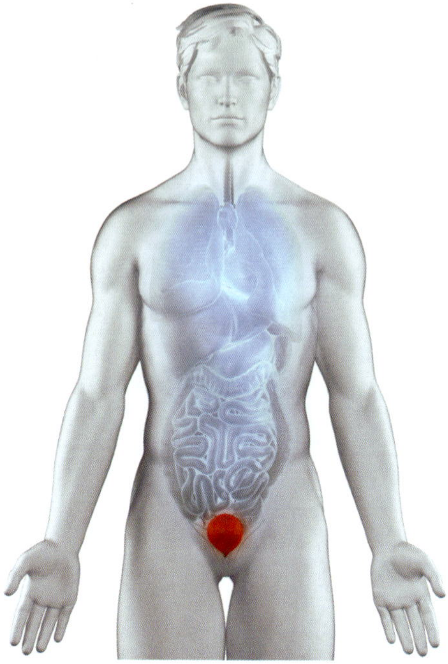

Figura 2.9 Posição anatômica da bexiga.

capítulo 3

Acesso a Locais com Condições Perigosas

Conceito e Definições

Os socorristas oferecem serviços básicos e muitas vezes realizam os primeiros-socorros a pacientes doentes ou com trauma. Também auxiliam equipes mais especializadas da área da saúde e de resgate no controle e na assistência de emergência a pacientes gravemente feridos em acidentes automobilísticos, incêndios e em outras situações de riscos e desastres.

Em qualquer cenário de emergência é fundamental, em primeiro lugar, preocupar-se com a segurança do socorrista. Para garantir sua segurança, deve-se seguir os procedimentos padronizados, e as normas que limitam a ação do socorrista ao seu grau de treinamento devem ser consideradas.

O uso de equipamento adequado e a solicitação de reforço de pessoal treinado para qualquer tarefa sempre devem ser considerados.

Em toda emergência há riscos e o socorrista deve aprender a reconhecê-los e controlá-los antes de efetuar a assistência:

EXEMPLO

Cenário de um acidente de trânsito. O socorrista poderá minimizar os riscos com os carros que circulam em torno do acidente ao utilizar os recursos adequados de alerta para advertir e sinalizar o tráfego (por exemplo luzes, holofotes ou sinalizadores) ou posicionar o próprio veículo a certa distância, protegendo o local da emergência.

PASSOS CONSIDERADOS PARA CENAS DE EMERGÊNCIA

1. Avalie e sinalize o local (Figura 3.1). Antes de se aproximar do paciente certifique-se da ausência de risco para atendê-lo. Se houver risco, é preciso contorná-lo antes da aproximação. Se não puder controlar os riscos, solicite ajuda adicional e aguarde essa ajuda chegar;
2. Use equipamentos e trajes adequados de proteção. Os recursos de proteção devem ser apropriados à situação, certificados ou qualificados para o uso. Exemplo: existem trajes de isolamento dos bombeiros, coletes refletivos, protetores oculares e luvas, entre outros;
3. Atue conforme o seu grau de treinamento: legalmente e eticamente, as ações do socorrista são limitadas ao tipo de treinamento recebido e ao escopo profissional. Se agir fora destes limites, o profissional estará sujeito a riscos e ferimentos, poderá prejudicar a vítima e agravar o acidente;
4. Solicite assistência adequada: alerte o Serviço Médico de Emergência, descrevendo o acidente, assim será possível enviar o pessoal e os equipamentos necessários rapidamente.

ETAPAS DO PROCESSO DE RESPOSTA DO SERVIÇO DE EMERGÊNCIA

Etapa 1

Preparação

Preparar-se significa ter o treinamento, ferramentas, equipamentos e pessoal adequado.

- **Suprimentos médicos:** sempre verifique o estoque de suprimentos médicos, como materiais de proteção e precauções padrão, cânulas para vias aéreas, aspirador de secreções, material para ventilação (máscaras de ressuscitação, ventilador manual) e para curativos em mobilização básica (compressas, ataduras, etc.);

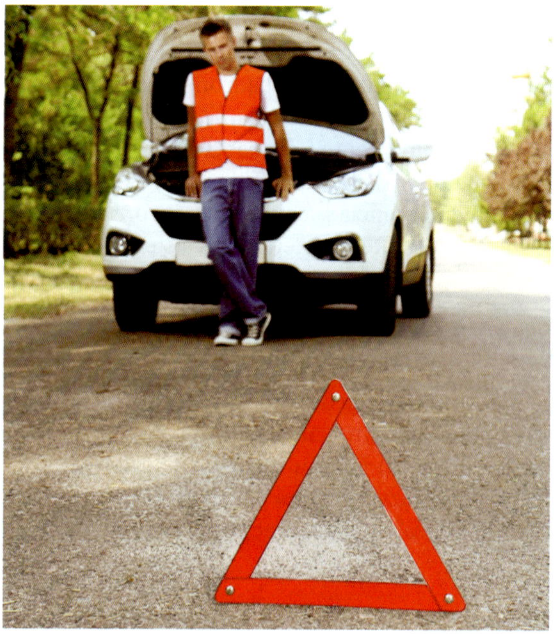

Figura 3.1 Sinalização do local de um acidente.

- **Suprimentos comuns:** verifique os outros itens necessários para segurança pessoal e o atendimento, tais como: capacetes, lanternas, sinalizadores, extintor, lençóis, ferramentas simples (chave de fenda, alicate, martelo, picotador de vidro ou a chave de fenda de impacto) e mapas da região;
- **Equipamentos:** verifique o funcionamento de todo equipamento especial da Unidade de Socorro. Se encontrar algum defeito, substitua ou conserte o aparelho. No caso de veículos, revise os itens mecânicos e os níveis dos fluidos (combustível, óleo, água). Também é importante verificar os sinalizadores de emergência, incluindo faróis, holofotes, sirenes, rádio, no início de cada plantão ou diariamente.

Etapa 2

Alerta

Familiarize-se com os recursos do sistema de comunicação e quais os procedimentos para contatá-lo. Preste atenção a toda a informação transmitida pelo controlador de comunicação sobre o atendimento.

- A maioria dos sistemas de alerta conta com um Centro de Comunicações de emergência que funciona 24 horas;
- O Centro de Comunicações deve dispor de pessoal treinado (controladores ou Técnicos Auxiliares de Regulação Médica – TARM) para ativar as unidades adequadas ao atendimento. Alguns controladores são treinados para oferecer orientação sobre a assistência de primeiros-socorros por telefone, enquanto as equipes de resgate são direcionadas para o local da ocorrência. Entretanto, todos os controladores são treinados para obter o máximo de informações da pessoa que solicita o socorro e transmiti-la para as Unidades de Resgate. As informações incluem: tipo de chamada, localização da ocorrência e do paciente, número de pacientes, gravidade da doença ou do trauma e outros problemas específicos que os socorristas poderão encontrar no local

Etapa 3

A caminho do local

As tarefas dos socorristas, que estão a caminho do local de emergência, vão além da localização no mapa.

- Primeiro use o cinto de segurança e prepare o equipamento de proteção individual (EPI);
- Avise ao Centro de Comunicações que você está a caminho; (Figura 3.2);
- Obtenha do Centro de Comunicações as informações essenciais sobre o atendimento, como localização, riscos potenciais e número de pacientes. Não hesite em solicitar informações adicionais.

Etapa 4

Chegada ao local

Assim que chegar ao local avise ao Centro de Comunicações e aproxime-se cautelosamente. Preste atenção aos riscos, posicione o veículo de resgate de modo a ter acesso aos equipamentos e sem causar muita interferência ao tráfego. Ligue as luzes e faróis de emergência. Sempre observe o fluxo do trânsito local. Não se transforme em uma nova vítima.

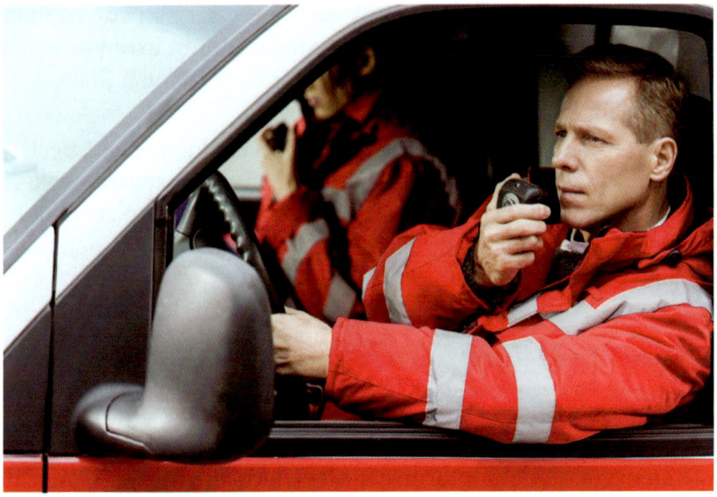

Figura 3.2 Avisando ao Centro de Comunicação que você está a caminho.

- Noticie o controlador sobre a sua chegada. Os controladores do Centro de Comunicação são capazes apenas de transmitir as informações oferecidas pela pessoa que pediu socorro, assim, o socorrista pode atualizar as informações na chegada ao local, relatando a localização real da ocorrência. Caso seja diferente da recebida, como o tipo de incidente (serviço de engenharia, resgate por helicóptero, outras equipes especializadas em resgate), número de vítimas ou uma estimativa de feridos (se houver muitos envolvidos), onde e qual veículo deverá ser utilizado para transportar o paciente, fornecerá as informações corretas sobre a vítima. Alguns serviços de emergência utilizam o telefone celular como alternativa para as comunicações pelo rádio;
- Avalie o local para garantir a segurança e ausência de riscos. Coloque o(s) equipamento(s) de proteção individual (EPIs). Vista os coletes refletivos se você estiver com roupas escuras, pois outros motoristas poderão não enxergá-lo. Ao se aproximar, investigue os mecanismos de trauma presentes no local ou verifique se é uma emergência clínica. Estabilize os veículos antes de acessá-los ou tentar retirar os pacientes. Se o acidente é de grandes proporções, estime o número aproximado de vítimas. Avalie rapidamente cada vítima e determine se tem alta ou baixa prioridade de remoção. Faça perguntas para si mesmo, como: É preciso mover as vítimas imediatamente? Como fazê-lo com segurança? É preciso mais ajuda? Comunique ao controlador a necessidade de recursos adicionais o mais rápido possível.

Etapa 5

Transferência da vítima

O socorrista poderá auxiliar nas tarefas de erguer, carregar e transportar a vítima sempre com recursos apropriados. Pode:

- Auxiliar no preparo do paciente para o transporte;
- Auxiliar nos procedimentos, como erguer e movimentar o paciente utilizando as técnicas adequadas.

Etapa 6

Após a emergência

As etapas do atendimento de emergência são cíclicas. Logo que o chamado é finalizado, o socorrista deve preparar-se para a próxima chamada.

- Limpe e desinfete o equipamento, complete os suprimentos e reabasteça o veículo;
- Complete o preenchimento dos impressos e relatórios. Participe da avaliação sobre o atendimento;
- Notifique o Centro de Comunicações que você está preparado para uma nova chamada.

capítulo 4

EPI – Equipamento de Proteção Individual e Higiene das Mãos

Conceito e Definições

Equipamentos de Proteção Individual (EPI) oferecem a fundamental segurança e proteção ao socorrista, protegendo-o de contaminação e riscos inerentes à saúde que um atendimento de emergência pode propiciar.

Um Kit EPIs (Figura 4.1) deve estar sempre acessível nas maletas ou bolsas de primeiros-socorros: luvas, máscara, protetor ocular, gorro, avental, capacete de segurança (se necessário) são exemplos de recursos que protegem o socorrista de infecções, da exposição a materiais perigosos e dos riscos associados às operações de resgate.

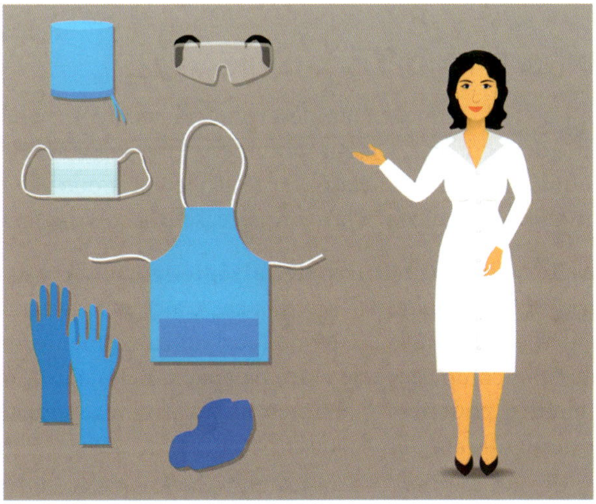

Figura 4.1 Kit básico de EPIs.

O kit de primeiros-socorros também contém uma máscara para ventilação (*pocket mask*) para os casos de ressuscitação cardiopulmonar (RCP). (Figura 4.2)

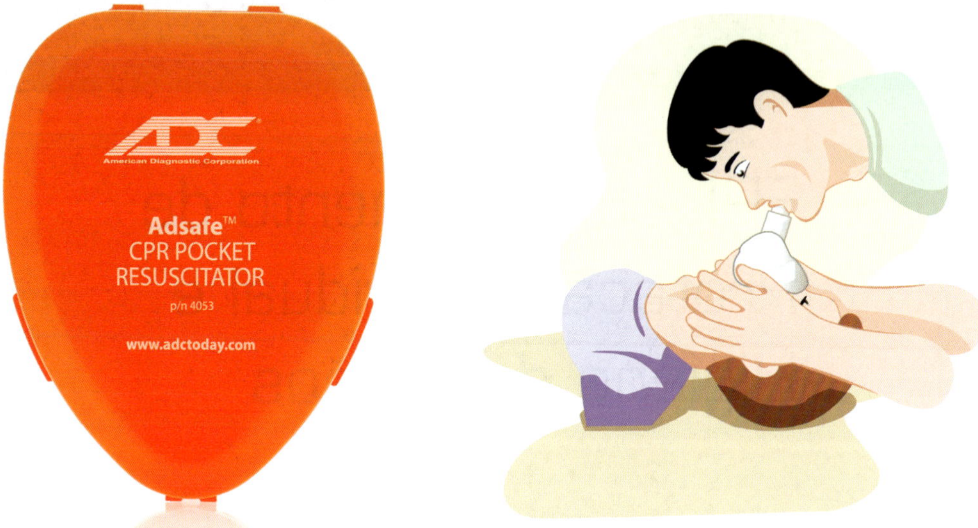

Figura 4.2 *Pocket mask.*

Como algumas pessoas são alérgicas ou sensíveis ao látex, o que pode causar reações graves de hipersensibilidade ao socorrista e ao paciente, deve-se também dispor de luvas sem componentes desse material.

Atuando como socorrista, é frequente deparar-se com circunstâncias perigosas, imprevisíveis e ameaçadoras à vida. Qualquer condição de atendimento de emergência pode conter um foco de contaminação em potencial, como o resgate de uma criança vítima de trauma, o auxílio a uma gestante em trabalho de parto, o atendimento de pessoa com convulsão... Cada uma dessas situações representa risco potencial para contaminação pelo eventual contato com doenças infecciosas.

■ UTILIZANDO EPIS: TIPOS & INDICAÇÕES

É premissa de todo atendimento de primeiros-socorros a preocupação, em primeiro lugar, com a segurança do socorrista. Daí a importância de respeitar as normas e precauções para reduzir o risco de contrair doenças infecciosas. É preciso lembrar que há também o risco da transmissão de microrganismos patogênicos para a vítima, caso o socorrista ignore o uso do EPI, entre eles:

- **Luvas de látex, vinil ou outro material sintético:** observe as mãos antes de atuar em uma emergência e cubra qualquer lesão da pele. Calce as luvas antes de tocar a vítima. Coloque um segundo par de luvas quando, no local do atendimento, encontram-se materiais perfurocortantes, tais como cacos de vidro e pedaços de metal, comuns nas colisões de veículos. As luvas internas podem proporcionar uma barreira adicional de proteção, mesmo quando as luvas externas foram danificadas.
- Ao cuidar de outra vítima procure sempre lavar as mãos e troque de luvas ao atender outro paciente. A lavagem das mãos é um dos passos mais importantes para o controle de infecções.

- **Máscaras ou barreiras faciais:** máscaras faciais do tipo cirúrgicas servem para evitar o contato com os respingos de sangue ou outro líquido corporal. Caso seja do conhecimento do socorrista de que a vítima é portadora de tuberculose pulmonar ou doença potencialmente transmissível por aerossol, como doença meningocócica, o uso da máscara cirúrgica é ineficaz: é preciso utilizar as máscaras com filtro HEPA-N95 (4N95). Quando possível, coloque uma máscara cirúrgica no paciente quando este estiver alerta e cooperativo, mas lembre-se que a respiração deve ser vigiada. (Figura 4.3)

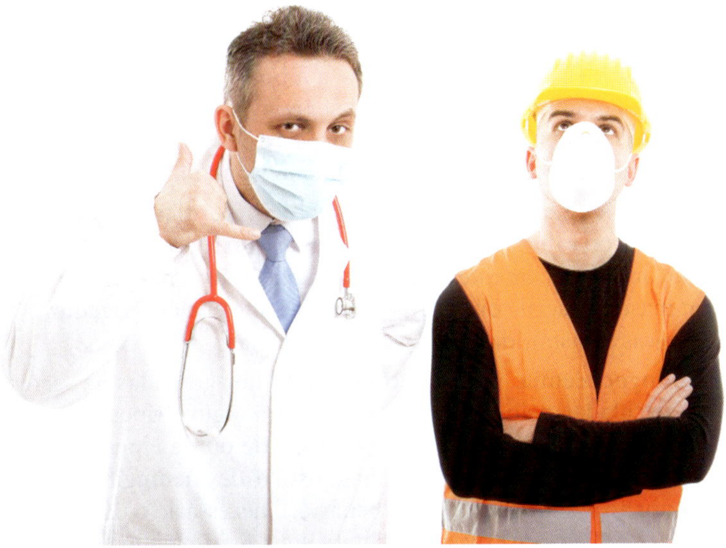

Figura 4.3 Máscara cirúrgica e máscara 4N95.

- **Proteção ocular:** as membranas oculares podem absorver os líquidos corporais da vítima e representam uma porta de entrada para as infecções. Utilize protetores oculares com escudo frontal e nas laterais. (Figura 4.4)

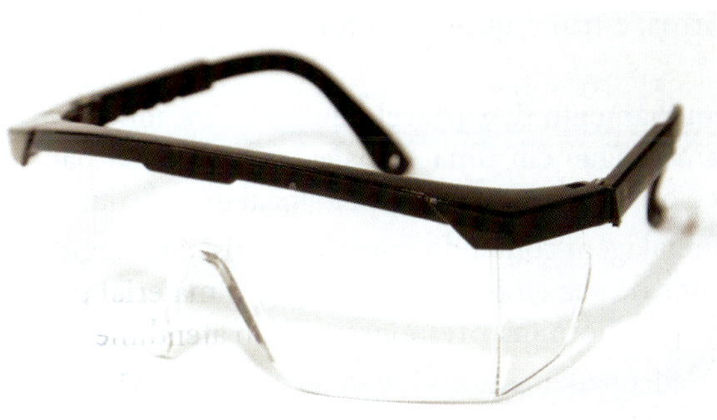

Figura 4.4 Óculos de proteção.

- **Aventais:** proteja suas roupas e a pele principalmente em situações de sangramento como no parto ou trauma.

Entre a grande variedade de doenças infecciosas existentes, quatro representam maior susceptibilidade ao socorrista, em razão de sua elevada prevalência na comunidade. São elas:

- **AIDS/ HIV (B20):** pode ser transmitida por agulhas, respingo de sangue em membranas ou mucosas (olhos, boca) ou contato direto com sangue de ferimentos e secreções. Não existe vacina preventiva, no entanto, há tratamento com antirretrovirais utilizados para o controle de casos de contaminação acidental. É necessária a imediata consulta a um serviço médico de emergência/referência para orientação e prescrição de esquema terapêutico de profilaxia e resgate.
- **Hepatite B (vírus HBV):** pode ser transmitida por pontas de agulha, respingo de sangue em membranas ou mucosas (olhos, boca) ou contato direto com o sangue de ferimentos e secreções. Há algum risco na ventilação boca a boca. Existe vacina preventiva. O vírus da hepatite B (HBV) é muito resistente: pode sobreviver por vários dias nas gotas secas de sangue contaminado encontradas em roupas, papéis e outros objetos. Lembre-se: mesmo as substâncias corpóreas ressecadas são potencialmente contaminantes.
- **Tuberculose(TB):** pode ser transmitida por gotículas (perdigotos/gotículas de Flügge) de secreção respiratória ou saliva, veiculadas pelo ar. Não existe vacina preventiva. A tuberculose, por ser transmitida facilmente ao aerossol, a proteção com máscara facial com válvula respiratória ou máscara facial com filtro (4N95), de alta eficiência, reduz o risco de contaminação de doenças transmitidas pelas vias respiratórias.
- **Meningite/Meningococemia:** pode ser transmitida por gotículas de secreções respiratórias ou saliva, veiculadas pelo ar. Existe vacina para alguns tipos de meningococos. Os socorristas devem ser alertados pelo serviço de saúde ou de emergência, quando estiver em contato anterior com paciente cujo diagnóstico de meningite/meningococemia foi realizado posterior ao atendimento. Neste cenário, é necessário o uso de antibioticoterapia profilática de todos aqueles que tiveram contato com a vítima o mais breve possível após a exposição ao microrganismo. Faz-se necessária a imediata consulta ao serviço médico de emergência/referência para orientação e prescrição de esquema terapêutico de profilaxia e resgate.

MEDIDAS GERAIS E CUIDADOS AO USAR EPIS

- Use o EPI sempre que necessário. Use luvas de proteção sempre que prestar o atendimento de primeiros-socorros, e não esqueça da proteção ocular se a pessoa enferma estiver com sangramentos;
- Coloque todo o equipamento descartável que tenha tocado o sangue ou os fluidos corporais que contenham sangue em uma embalagem adequada para o descarte de materiais com risco biológico ou conforme exigido pelo local de trabalho;
- Para descartar a embalagem contendo material de risco biológico, siga o plano de descarte de resíduos perigosos de sua empresa ou entregue o material para descarte ao serviço médico de emergência pré- hospitalar responsável pelo atendimento à vítima;
- Depois de remover adequadamente as luvas, lave bem as mãos com sabão e grande volume de água corrente durante, pelo menos, 20 segundos.

CUIDADOS PARA EXPOSIÇÃO AO SANGUE E SECREÇÕES

Sempre use o EPI, porém, se o sangue do paciente fizer contato com sua pele ou espirrar nos olhos ou na boca, siga estes passos:

- Se estiver usando luvas, retire-as;
- Lave imediatamente as mãos e a área de contato com sabão e água corrente abundante, por 20 segundos;
- Lave os olhos, o nariz ou o interior da boca com água em abundância se fluidos corporais do paciente tiverem respingado nessas áreas;
- É extremamente necessária a imediata consulta a um serviço médico de emergência/referência para orientação e prescrição de esquema terapêutico de profilaxia e resgate.

LUVAS DE PROTEÇÃO E REMOÇÃO ADEQUADA

Devido ao risco de infecção, usar luvas de proteção e retirá-las corretamente são passos importantes para a sua segurança e a das pessoas envolvidas no seu atendimento. Faça sempre o descarte de luvas de proteção corretamente para não expor o ambiente ou as pessoas ao sangue ou aos fluidos corporais. Utilize embalagens próprias para descarte de materiais com risco biológico.

Acompanhe, na Figura 4.5, um passo a passo de como remover as luvas de proteção adequadamente.

Observe o procedimento atentamente:

- Agarre as luvas pelo lado exterior, próximo do punho, e puxe para fora de forma a virar pelo avesso;
- Segure-a com a outra mão enluvada;
- Coloque os dois dedos da mão desenluvada dentro do punho da luva que ainda está na outra mão;
- Puxe-a de modo a retirá-la pelo avesso com a primeira luva dentro dela;
- Se houver sangue, todo o material contendo sangue nas luvas deve ser descartado corretamente;

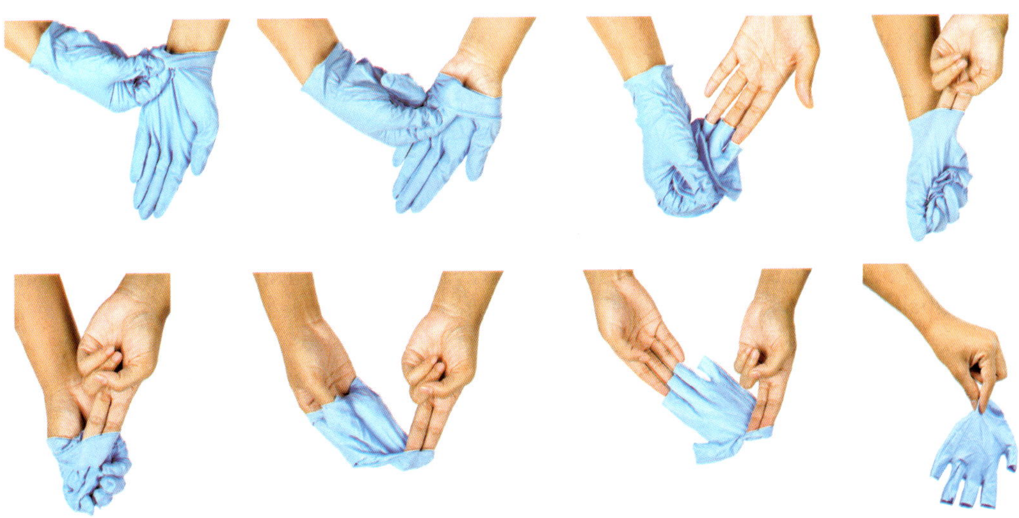

Figura 4.5 A retirada correta das luvas.

- Coloque as luvas em um saco destinado a materiais de risco biológico, identificado com símbolo 6 (*infectious substance*) (Figura 4.6);
- Caso não haja saco para descarte de material de risco biológico, coloque as luvas em um saco plástico que possa ser vedado antes do descarte;
- Lave bem as mãos. É imprescindível lavar sempre as mãos depois de remover as luvas, para prevenir a contaminação caso o sangue ou outros fluidos corporais entrem em contato com a pele.

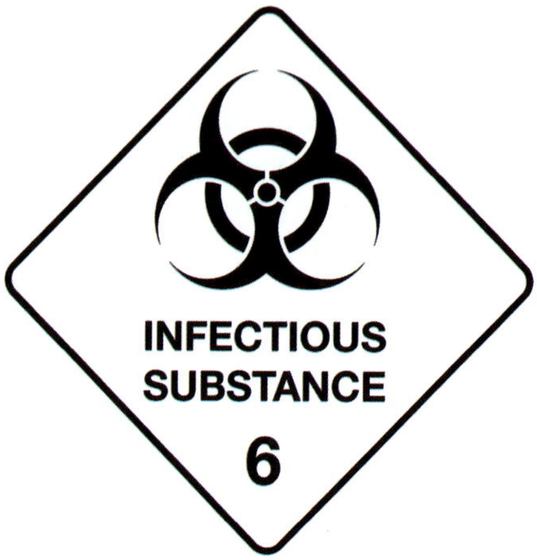

Figura 4.6 Identificação padronizada para *infectious substance*.

HIGIENE DAS MÃOS

Mesmo que tenha usado luvas de proteção, lave sempre as mãos por precaução, para prevenir a contaminação caso o sangue ou fluidos corporais tenham entrado em contato com a pele. Além disso, a boa higiene das mãos ajuda a prevenir a propagação de germes. Lavar bem as mãos é uma das principais formas de se proteger contra infecções.

Acompanhe, a seguir, um passo a passo para lavar bem as mãos (Figura 4.7):

- Lave as mãos com água limpa corrente (morna, se possível) e sabão;
- Esfregue as mãos e toda a sua superfície, além dos dedos, por pelo menos 20 segundos;
- Enxágue as mãos com água corrente abundante;
- Seque as mãos com uma toalha de papel ou um secador a ar. Se possível, use a toalha de papel para fechar a torneira;
- Se não puder lavar as mãos imediatamente, use álcool em gel. Esfregue as mãos de modo a espalhar bem o álcool por toda a sua superfície, além dos dedos. Deixe o álcool secar naturalmente. Assim que puder, lave as mãos com água e sabão.

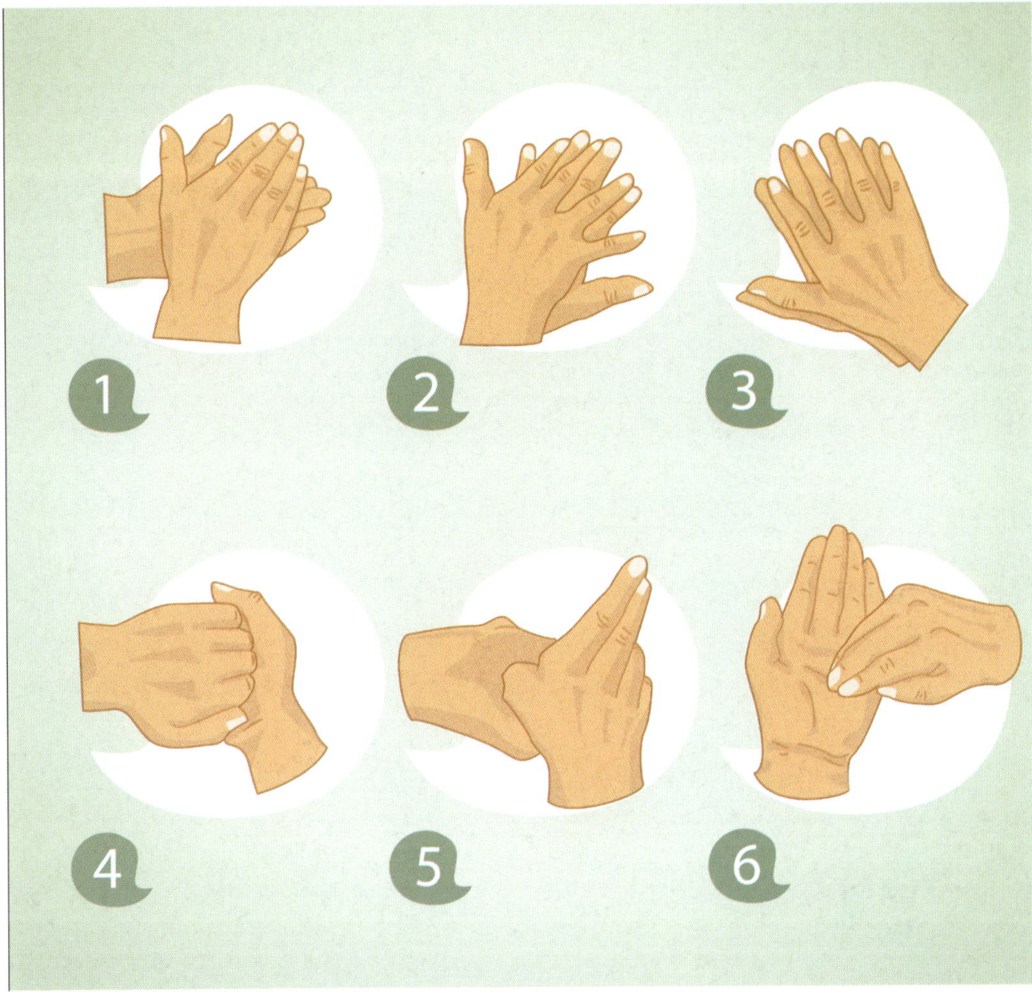

Figura 4.7 Lavagem das mãos.

capítulo 5

Movimento e Posicionamento da Vítima e do Socorrista

Conceito e Definições

Ao iniciar a sequência de atendimentos de primeiros-socorros, é muito comum o socorrista questionar-se se deve mover a vítima.

Habitualmente a resposta mais comum é não, particularmente se houver a suspeita de uma lesão pélvica ou de coluna vertebral. Mas é essencial reconhecer quando o paciente pode ser movimentado e há muitos fatores associados que complicam essa decisão, incluindo não apenas a segurança da cena, mas também as condições do paciente.

Certamente há momentos em que vítima deve ser movida, como os apresentados a seguir:

- Se a área for insegura para o socorrista ou a vítima;
- Se a pessoa estiver inconsciente, mas conseguir respirar normalmente, deve ser deixada em posição de recuperação, habitualmente o decúbito lateral direito (Figura 5.1). Ao posicioná-la em decúbito lateral, pode ser mantida a via aérea protegida, evitando-se a broncoaspiração em caso de vômito.

Muitos socorristas acabam se lesionando ao levantar ou movimentar os pacientes ou equipamentos pesados de modo errado. As lesões lombares são muito frequentes e podem ser graves, comprometendo a carreira profissional do socorrista e ocasionando problemas por toda a vida. Uma das ações mais importantes que o socorrista realiza para si mesmo, para seus colegas e pacientes, é aprender a levantar e mobilizar, de modo adequado, as pessoas atingidas e os objetos.

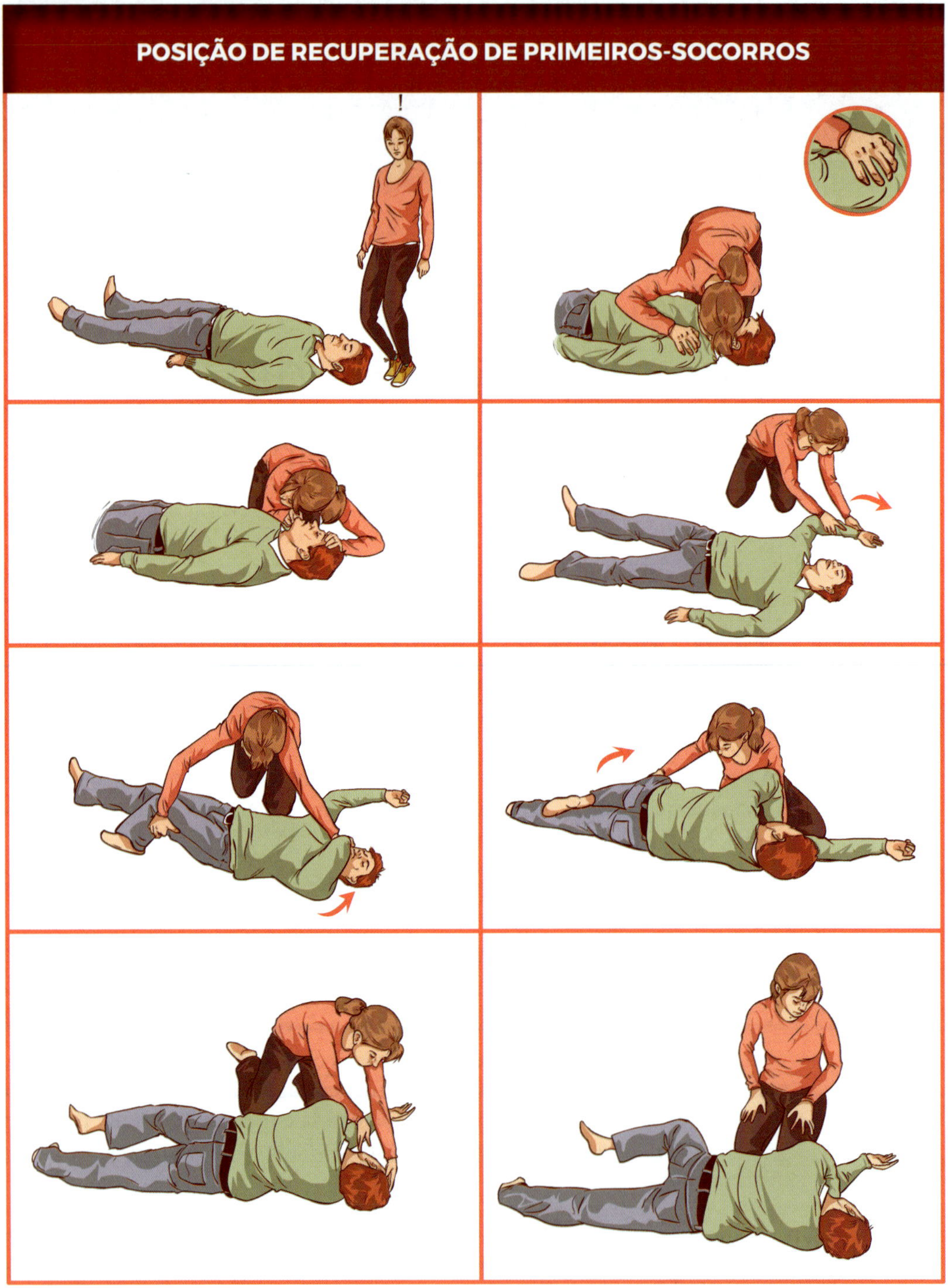

Figura 5.1 Posição de recuperação.

MECÂNICA CORPORAL E TÉCNICAS PARA ERGUER O PACIENTE

Mecânica corporal é o uso adequado do próprio corpo para facilitar o levantamento e a movimentação de objetos ou outros corpos. Ao levantar ou movimentar um paciente ou um objeto, é importante planejar o que vai ser feito e como a atividade será executada, se necessário.

Peça ajuda adicional, considerando qualquer limitação física que gere dificuldades para a locomoção correta do paciente ou em segurança para você.

Sempre que possível, erga e locomova o paciente com a ajuda de um colega com força e altura similares. Comunique ao seu colega e ao paciente o momento do início do movimento e continue orientando-os durante o processo de locomoção. Siga as regras a seguir para executar as técnicas de levantamento com a finalidade de prevenir os traumas:

- **Posicione os pés adequadamente:** o socorrista deve manter os pés afastados (distância aproximada da largura dos ombros), numa posição firme sobre uma superfície nivelada.
- **Solicite ajuda quando a superfície estiver escorregadia ou instável:** pode ser necessário adiar a locomoção do paciente e providenciar ajuda complementar e equipamentos adequados.
- **Utilize a força das pernas para levantar algo ou alguém:** não sobrecarregue as costas, e as mantenha retas, dobrando os joelhos.
- **Minimize os movimentos distorcidos:** a tentativa de virar ou desviar os movimentos durante o procedimento de erguer e locomover a pessoa pode resultar em lesões adicionais graves.
- Evite inclinações laterais ou usar apenas uma das mãos para erguer algo ou alguém; dobre os joelhos para segurar o objeto ou a pessoa e mantenha as costas retas.
- **Mantenha o peso próximo ao corpo:** quando o peso está afastado do corpo, há maior possibilidade de trauma.
- Para carregar um paciente nas escadas, quando possível, use uma cadeira ou cadeira de rodas no lugar de macas com rodas; mantenha as costas retas. Flexione os joelhos e incline os quadris, nunca a cintura. O socorrista que está de costas para os degraus deve ser ajudado por outra pessoa. Solicite alguém que sirva de âncora, apoiando com uma mão as costas do socorrista e guiando-o na descida, para mantê-lo estável.

MOVIMENTO E POSICIONAMENTO DE PACIENTE – LOCOMOÇÃO EMERGENCIAL

A locomoção emergencial raramente oferece qualquer proteção aos traumas da vítima e pode ocasionar dor insuportável. No entanto, há situações emergenciais que justificam a necessidade da locomoção:

- **Risco imediato ao socorrista e ao paciente:** problemas relacionados à permeabilidade das vias aéreas, respiração e circulação, ao trânsito descontrolado, à possibilidade de incêndio ou explosões, ao risco de desabamento de construções, danos elétricos, gases tóxicos ou outras situações de perigo que tornam necessária a locomoção emergencial, para garantir a segurança e sobrevivência do paciente e do socorrista.
- **Os cuidados de salvamento não podem ser prestados devido à localização ou posição do paciente:** por exemplo, para realizar a ressuscitação cardiopulmonar, é preciso que o paciente esteja deitado sobre uma superfície plana e rígida.
- **Inacessibilidade a outros pacientes mais graves:** o socorrista precisa locomover os pacientes que aparentemente estão melhores para ter acesso aos mais graves e prestar os cuidados de emergência. Esta situação é comum nos desastres com veículos ou nos acidentes de grandes proporções.

■ TÉCNICAS DE LOCOMOÇÃO EMERGENCIAL (FIGURAS 5.2 A 5.5)

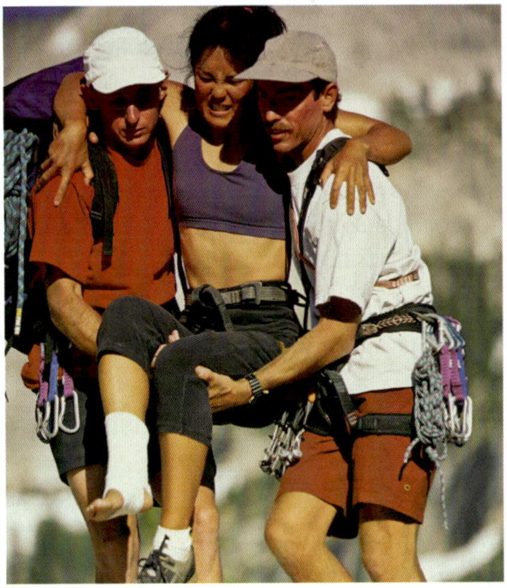

Figura 5.2 Técnica de locomoção emergencial.

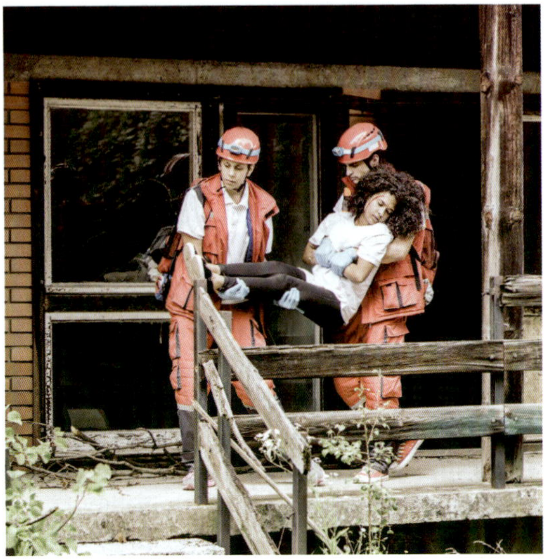

Figura 5.3 Técnica de locomoção emergencial.

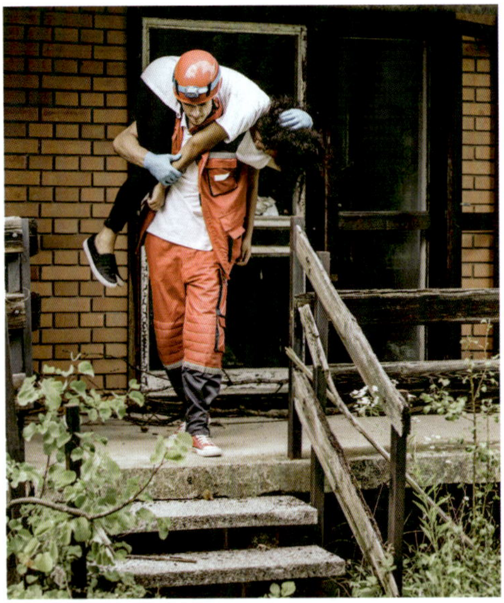

Figura 5.4 Técnica de locomoção emergencial.

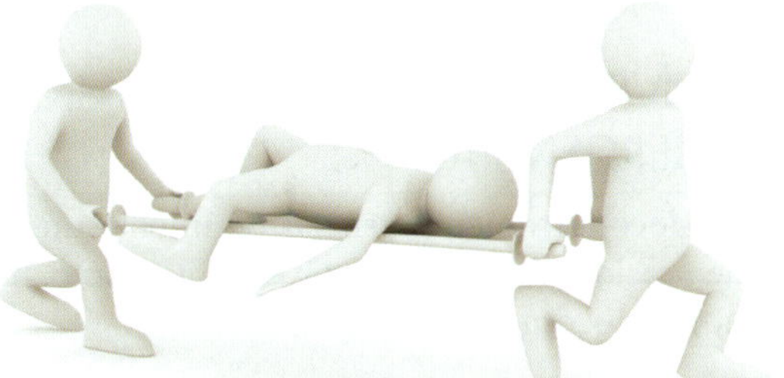

Figura 5.5 Técnica de locomoção emergencial.

Locomoção Não Emergencial

É usada em situações nas quais inexiste ameaça à vida, quando o socorrista só deve pedir ajuda a outros socorristas ou a pessoas presentes no local. Deve-se ter cuidado para prevenir traumas adicionais e evitar desconforto ou dor ao paciente. Ao realizar a locomoção não emergencial, respeite as seguintes regras:

- Faça a avaliação inicial completa e verifique se estão preservadas as condições das vias aéreas, respiração e circulação do paciente (ABC);
- Verifique os sinais vitais;
- Há sinais de hemorragia externa descontrolada ou qualquer indicação de hemorragia interna;
- Realize os cuidados de proteção do pescoço e do restante da coluna vertebral, evitando traumas adicionais. Não movimente o paciente com queixas na região do pescoço, torpor ou fraqueza;
- Imobilize possíveis fraturas.

capítulo 6

Acidentes, Desastres e Catástrofes

Conceito e Definições

Nos cenários de acidentes, desastres e catástrofes, o socorrista deve sempre se preocupar em primeiro lugar com sua segurança para, na sequência, prestar assistência às vítimas. Além disso, em acidentes existem outras tarefas que o socorrista deve realizar antes de se aproximar do paciente, como definição de zonas, sinalização, proteção contra vazamentos de produtos químicos e biológicos, e contaminação.

FUNÇÕES DO SOCORRISTA NOS ACIDENTES, DESASTRES E CATÁSTROFES

- Manter a segurança no local, evitando que mais vítimas ocorram com a proximidade;
- Avaliar a situação e notificar o Centro de Comunicação/Regulação de Emergência sobre a necessidade de ajuda;
- Liberar vítimas presas na cena, usando as técnicas apropriadas para não causar mais dano;
- Avaliar os pacientes e oferecer assistência às emergências encontradas;
- Movimentar as vítimas que estão em perigo pela presença de fogo, explosivos ou outros riscos;
- Identificar as vítimas que podem ser removidas de imediato, possibilitando acesso para cuidar das que estão mais gravemente feridas.

ACIDENTE AUTOMOBILÍSTICO

Considerando que cenas de acidentes automobilísticos são únicas, deve-se agir com muita cautela. Observe cuidadosamente a cena e decida pelas ações necessárias para controlá-la antes de maiores ações intervencionistas.

As seguintes atitudes são fundamentais e precisam ser observadas pelos socorristas em um cenário de acidente automobilístico:

- Estacione seu veículo fora da via pública, idealmente cerca de 15 metros de distância da ocorrência. Estacione seu veículo sempre em local seguro;
- Observe sinais de perda de combustível e fogo junto à colisão. Se você estiver estacionado mais abaixo do local da emergência, o combustível pode escorrer na sua direção;
- Perceba a orientação do vento e sinta o cheiro de fumaça ou incêndio;
- Ligue os faróis do veículo. Pode ser necessário usar o farol alto para iluminar o local. Neste caso, verifique a posição do seu veículo porque as luzes fortes podem cegar os motoristas que estão transitando no sentido oposto;
- Se a sua localidade dispõe de orientações específicas sobre o posicionamento dos veículos de socorro ou uso de alertas luminosos, siga as normas. Se você desligar o veículo, as luzes do alerta luminoso não podem ser usadas;
- Coloque os sinalizadores de emergência, tais como lanternas, holofotes, cones luminosos para alertar as outras pessoas;
- Em rodovias de alta velocidade, posicione os sinalizadores de emergência cerca de 75 metros distante do local da colisão;
- Nas vias de baixa velocidade, posicione os sinalizadores na distância aproximada de 30 metros do local;
- Acrescente 7,5 metros às distâncias recomendadas acima quando o local do acidente estiver em uma curva;
- Ao aproximar-se, observe novamente a segurança da cena. Há fogo, vazamento de combustível ou gás, veículos instáveis ou fios elétricos caídos?

Se qualquer uma destas condições estiver presente, peça ajuda pelo telefone ou rádio. Se a rede de energia estiver caída, anote o número do poste mais próximo e solicite que a energia seja desligada. Você necessitará de assistência das equipes do bombeiro e do resgate. Algumas localidades enviam automaticamente estas unidades quando ocorrem colisões de veículos.

Ao aproximar-se, observe os sinais e proporções do acidente:

- Quantas vítimas você pode ver?
- Alguém foi arremessado para fora do veículo?
- Alguém se arrastou do local do acidente?
- Você enxerga dentro dos veículos objetos que pertençam às crianças (mamadeira, brinquedos, livro escolar ou assento infantil)?
- Há sinais do envolvimento de pedestres ou ciclistas?
- Alguém que pediu socorro já informou o número de pacientes ao Serviço Médico de Emergência?

Se o local estiver seguro, estabilize o veículo por meio do travamento das rodas, aproxime-se do paciente, faça a avaliação e inicie os cuidados para a vítima que aparentar estar mais grave. Sempre avalie a estabilidade do veículo quando você observa a cena do acidente, do mesmo modo que você busca os sinais de risco no trânsito, danos elétricos, vazamento de combustível e presença de fogo.

Acesso ao Veículo

Também observe qualquer possibilidade de o carro virar ou deslocar-se, certifique-se de que ele está brecado e a ignição desligada. Nunca tente entrar no interior de um veículo ou trabalhar ao seu redor antes de garantir sua estabilidade.

Se precisar obter acesso rápido às vítimas inconscientes ou incapazes de destravar as portas, use objetos que possam quebrar os vidros da janela traseira ou nas laterais. Lembre-se de usar os equipamentos de proteção (EPIs), especialmente óculos protetores e luvas. Ao utilizar um martelo, não quebre o centro do vidro porque os fragmentos cairão no interior do veículo e, se possivel escolha a janela mais afastada do paciente.

Após o arrombamento do vidro, tente destravar e abrir a porta. Frequentemente as portas emperradas que não abriram pelo lado de fora, podem ser abertas pelo interior do veículo.

Veículo Capotado

Não tente desvirar um veículo capotado. Mesmo que o socorrista disponha de ajuda para desvirar o veículo, o movimento pode causar traumas aos ocupantes. Estabilize o veículo capotado enquanto aguarda a chegada dos bombeiros e do resgate, e antes de ter acesso aos ocupantes investigue sinais de vazamento de combustível, ácido da bateria ou outro produto perigoso ao redor do veículo capotado. (Figura 6.1)

Veículo Tombado

Ao encontrar um veículo tombado (Figura 6.2) de lado, e caso você tenha equipamentos simples, estabilize o veículo com objetos resistentes, por exemplo tijolos, blocos, toras, pedras ou outro material similar. Coloque estes itens entre o chão e a linha do teto, também entre o chão e as rodas inferiores, se estas não estiverem em contato com a superfície.

Tente ter acesso aos ocupantes do veículo. Entrar pelas portas é muito arriscado: a primeira e melhor opção de entrada é pela janela, sendo a traseira a mais indicada.

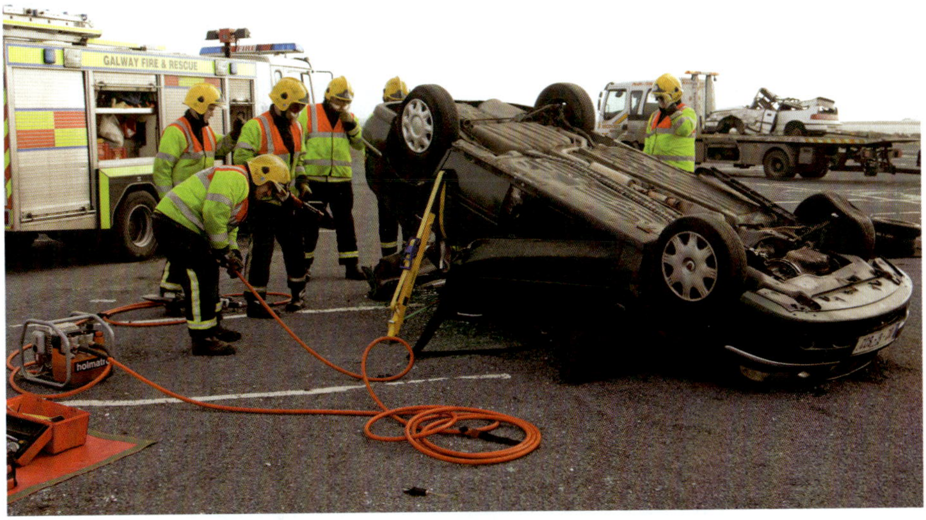

Figura 6.1 Veículo capotado.

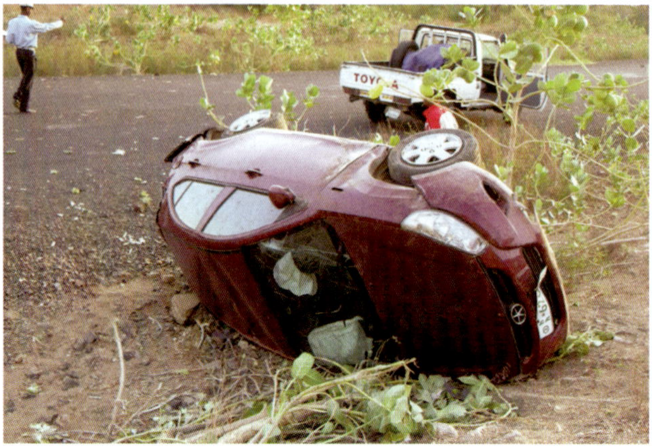

Figura 6.2 Veículo tombado.

Vítimas Presas sob os Veículos

Ao encontrar uma vítima debaixo de um veículo, solicite o resgate imediatamente. Nunca se arrisque tentando alcançar o paciente ou arrastar-se na área onde a vítima está presa. Se houver risco no local, o socorrista pode tentar movimentar o veículo para liberar o paciente, mas a atenção deve ser extremamente cuidadosa pois esse também é um procedimento perigoso.

Um macaco ou uma alavanca e calços podem ser usados para erguer o veículo e possibilitar a liberação do paciente. Outros socorristas devem escorá-lo evitando o deslizamento ou queda do mesmo sobre a vítima ou sobre as pessoas ao redor. Use blocos de construção, pneus, tronco ou outros objetos resistentes encontrados no local.

Não tente entrar embaixo do veículo antes que ele esteja completamente estabilizado!

Vítima Presa nas Ferragens

Quando a vítima estiver presa nas ferragens de veículos acidentados (Figura 6.3), o socorrista deve aguardar o pessoal do resgate, que dispõe de equipamentos especiais e treinamento adequado para a extração do veículo, liberando a vítima de modo rápido e fácil.

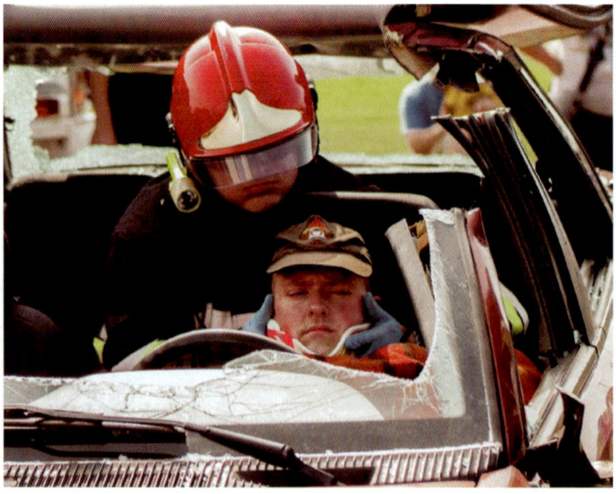

Figura 6.3 Vítima presa nas ferragens.

EDIFICAÇÕES E RISCOS ADICIONAIS

Obter acesso às vítimas em edificações requer habilidades e ferramentas especiais que fogem da competência do socorrista. Para entrar em construções antigas há muitos riscos ocultos e imprevisíveis; os dispositivos de segurança representam uma barreira especial e os cães de guarda limitam ou impedem suas ações até serem controlados.

Não se espera que o socorrista saiba abrir ou destruir fechaduras ou que tenha ferramentas necessárias para destrancar portas, portões ou janelas das construções. A menos que tenha treinamento especial para operações de resgate em incêndios, o socorrista não tem o conhecimento necessário para entrar e estabelecer um caminho seguro em edificações habitadas ou abandonadas.

Se perceber que alguém no interior do local necessita de cuidados imediatos, não entre antes de providenciar o pedido de ajuda. Assim, se as tentativas para entrar no ambiente falharem, o serviço de resgate chegará a tempo para ajudá-lo. Siga as normas da sua localidade e notifique a polícia se precisar entrar no local de modo forçado. Tente primeiramente abrir e entrar pelas portas ou janelas abertas; procure as chaves embaixo do capacho ou na caixa de correspondência. Pergunte se um vizinho ou uma das pessoas presentes tem a chave do local. Quebre o vidro para destravar portas e janelas.

Riscos Adicionais

Fogo

Se você é um socorrista, sem treinamento no combate a incêndios, não arrisque sua vida aproximando-se do fogo. Esta é uma operação perigosa. Chame os bombeiros, pois estes recebem um treinamento altamente especializado. Eles utilizam equipamentos adequados e adotam estratégias específicas de combate a incêndio, possuem treinamento especial, roupa de proteção e equipamentos corretos.

Gás

Se sentir cheiro característico de gás no local, retire os pacientes da área, mantenha as pessoas afastadas e alerte o Centro de Comunicação de Emergência para que os Serviços de Socorro sejam ativados e a oferta de gás seja interrompida na região.

FIOS ELÉTRICOS E TRANSFORMADORES

Se você observar fios elétricos caídos que impedem o caminho para alcançar o paciente, ou se eles estão sob um carro, não tente o resgate. (Figura 6.4)

Ao aproximar-se de um local como o descrito, estacione seu veículo afastado dos polos dos fios rompidos, distância mínima correspondente a um poste. Se a energia for restabelecida, as pontas dos fios rompidos podem chicotear no espaço onde estão caídos, mas as outras extremidades permanecerão presas aos postes.

Nunca presuma que as linhas estão desativadas!

Considere a presença de energia elétrica em qualquer fio caído. Solicite ou peça para alguém avisar o Centro de Comunicações de Emergência sobre a necessidade de a companhia de energia elétrica desligar a rede. Mesmo com a rede desativada é preferível aguardar a chegada do pessoal especializado para o resgate.

Caso paciente esteja dentro do veículo encostado ou perto do fio caído, ou se o veículo colidir com um transformador, peça para que os ocupantes permaneçam no veículo e não toquem em partes metálicas. Se os pacientes tiveram que abandonar um veículo devido à possibilidade de incêndio ou outro risco, peça para eles pularem de uma vez só, sem tocar ao mesmo tempo o veículo e o solo. Se isso acontecer, o contato simultâneo entre o veículo e o solo formará um circuito e o paciente será eletrocutado.

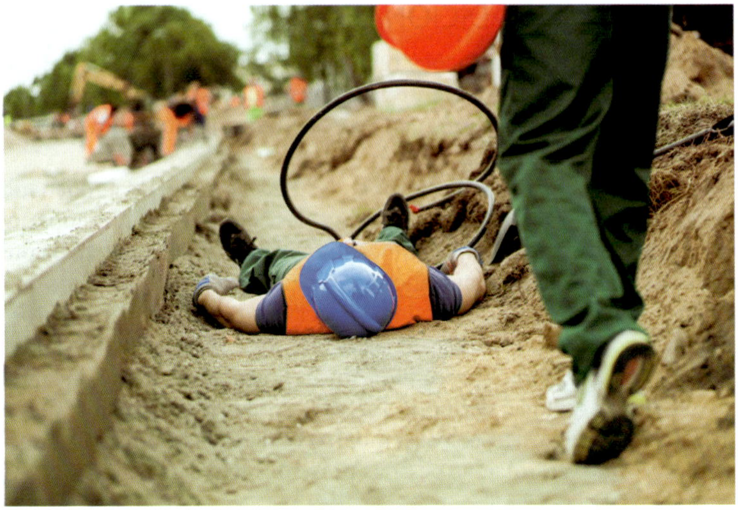

Figura 6.4 Operário encostado em fio elétrico.

ACIDENTES COM CARGAS PERIGOSAS

O socorrista pode encontrar produtos químicos e outras substâncias perigosas no local de uma emergência. Neste caso, não tente resgatar ou cuidar do paciente. Nenhuma pessoa deve entrar numa área com produtos perigosos se não estiver treinada para tal. Se atender uma emergência em indústria ou em fazendas que envolvam cargas de caminhões, trens, navios, barcaças e aviões, desconfie da existência de produtos perigosos até que essa possibilidade seja totalmente descartada.

Se tiver dúvida, afaste-se e mantenha as pessoas afastadas da área de vazamento dos produtos até a chegada de pessoas especializadas do resgate.

ACIDENTES RADIOATIVOS

Mantenha-se afastado dos acidentes que envolvem materiais radioativos. A primeira tarefa é proteger-se da exposição. O próximo passo é solicitar os recursos adequados ao atendimento e aguardar numa área externa ao local do acidente. É fundamental acessar a Central de Regulação de Emergência para Catástrofes e Desastres e notificar o Instituto de Pesquisas Energéticas e Nucleares (IPEN) para orientação.

GERENCIAMENTO DE DESASTRES E CATÁSTROFES

Acidentes com múltiplas vítimas (AMV) são situações de emergência com mais de um paciente. A maioria das organizações como o corpo de bombeiros, equipe de resgate e serviço de ambulância, está preparada e capacitada para atuar em situações de emergência com mais de um paciente.

Entretanto, qual é a capacidade para atendimento?

- Talvez o sistema possa assegurar o atendimento de três ou até seis pacientes ao mesmo tempo, mas e se houver mais vítimas?
- Quais são os recursos existentes para cuidar de muitos pacientes graves e com necessidades de transporte imediato?

As equipes de primeiros-socorros devem avaliar a situação. Se o número de pacientes pode ser atendido com os recursos disponíveis, não haverá necessidade de declarar o AMV. Mas se for impossível atender a demanda, o AMV é declarado e o sistema de gerenciamento de desastres, ativado.

SISTEMA DE GERENCIAMENTO DE DESASTRES (SGD)

O Sistema de Gerenciamento de Desastres (SGD) padrão, no Brasil, habitualmente associado com escopo da Defesa Civil, é um modelo de organização para o comando, controle e coordenação dos recursos no local de uma emergência de grandes proporções envolvendo vários serviços. Este sistema consiste em procedimentos para organizar pessoal, instalações, equipamentos e comunicações.

A maioria dos sistemas de gerenciamento de desastres baseia-se nos princípios da administração, como as etapas de planejamento, direção, organização, coordenação, comunicação, delegação e avaliação. O sistema deve ser flexível para adequar-se a uma localidade pequena com poucos serviços de atendimento, e para os eventos de grandes proporções que abrangem várias localidades e com múltiplas organizações de assistência. O caos pode ocorrer quando muitas e diferentes organizações respondem por uma emergência de grandes proporções. Planejar e implementar uma abordagem organizada para tais eventos garantirá resultados mais positivos para as vítimas e os socorristas.

TRIAGEM

A palavra *triagem*, tem etimologia francesa e significa "selecionar, ato de escolher". Consiste em um processo de classificação das vítimas por gravidade, com o objetivo de tratá-las maximizando os sobreviventes e reduzindo as sequelas. Triagem é um processo para classificar as pessoas feridas em grupos, de acordo com o tipo de assistência exigida e priorizando os que precisam de cuidados imediatos. A triagem é usada nos Departamentos de Emergência Hospitalares, nos acidentes e catástrofes de grandes proporções, com a presença de múltiplas vítimas e recursos médicos limitados.

O processo de triagem básico inclui uma etapa inicial e uma posterior. Na inicial, o socorrista não deve realizar intervenções na pessoa que precisa de cuidados.

O objetivo da **triagem inicial** é avaliar a condição do paciente, identificar a urgência do cuidado e registrar a prioridade de transporte ao hospital. Ao começar o processo de triagem, faça a avaliação inicial. Dependendo dos problemas encontrados, os pacientes são classificados em quatro categorias:

- **Prioridade 1:** imediata
- **Prioridade 2:** espera
- **Prioridade 3:** menor
- **Prioridade 4:** óbito

Avaliando inicialmente os cenários de múltiplas vítimas:

- Verifique a consciência: se o paciente estiver inconsciente, verifique a respiração e o pulso. Na ausência da respiração e do pulso, não preste cuidados, assinale na etiqueta "prioridade 4" (óbito) e passe para o próximo paciente.
- Verifique o pulso: na presença do pulso, verifique os sinais de hemorragia graves. Se esta condição estiver presente, aplique um curativo compressivo, assinale na etiqueta "Prioridade 1" (imediata).

- Verifique as vias aéreas: se estiverem fechadas, abra-as. Se o paciente responder ou começar a respirar, assinale na etiqueta "Prioridade 1" (imediata) e passe para o próximo paciente.

Dessa forma, em desastres com múltiplas vítimas, as vítimas em parada cardíaca ou com ferimentos mortais não recebem atendimento imediato, porque o pessoal disponível deve cuidar das vítimas graves, mas com possibilidade de sobrevivência.

No lugar da categoria "óbito", alguns sistemas usam o termo "provável morte" que inclui: óbito evidente, ferimentos mortais ou qualquer trauma não tratável dada a falta de condições para o socorro no local. Há vários sistemas de triagem. Em cada um, ocorrem pequenas variações nos critérios de classificação dos pacientes. Utilize o sistema de triagem adotados na sua localidade.

As avaliações são sempre dinâmicas e os pacientes devem ser constantemente reavaliados, pois estas classificações podem ser mutáveis, se o tempo e os recursos permitirem.

SISTEMA DE TRIAGEM – START

Como uma variação do sistema de triagem, bombeiros-paramédicos de Newport Beach e a equipe médica do Hoag Memorial Hospital (EUA) propuseram um processo de triagem de vítimas simplificado e tratamento rápido (*Simple Triage and Rapid Treatment* - START). As letras da palavra START são as iniciais de simples triagem e rápido tratamento. O START baseia-se na avaliação rápida dos pacientes usando os seguintes parâmetros: respiração, perfusão e consciência.

START – *Simple Triage and Rapid Treatment*

O método START de triagem tem por objetivo organizar o atendimento com intuito de salvar o maior número de vítimas possíveis, otimizando, assim, o atendimento e a remoção das vítimas.

Atenta-se para o seguinte ponto: os socorristas que estiverem realizando a triagem não devem se envolver no atendimento a vítimas até sua tarefa ter sido completada.

Manobras utilizadas para classificação de vítimas

Pode-se realizar a abertura de vias aéreas. Se o paciente "voltar" a respirar, este deve receber atendimento imediato (VERMELHO). Caso não volte espontaneamente a respirar é dada como vítima morta (PRETO). Outro procedimento que pode ser realizado é o de estancar hemorragias.

Não realizar ressuscitação durante a triagem.

Para a classificação estabelece-se a seguinte regra:

- 30 (movimentos respiratórios) – 2 (segundos de enchimento capilar) – pode fazer (obedece ordens).

Classificação das vítimas (Fluxograma 6.1).

O protocolo START utiliza a sequência de cores para identificação conforme abaixo e sistema de crachá para facilitar rapidamente a identificação das vítimas (Figura 6.5).

- Vermelha/imediata:
  - Lesões graves;
  - Sobrevida depende de cuidados imediatos;
  - Ex: vítima com obstrução de vias aéreas + hemorragia.
- Amarela/pode aguardar:
  - Vítima com lesão grave;

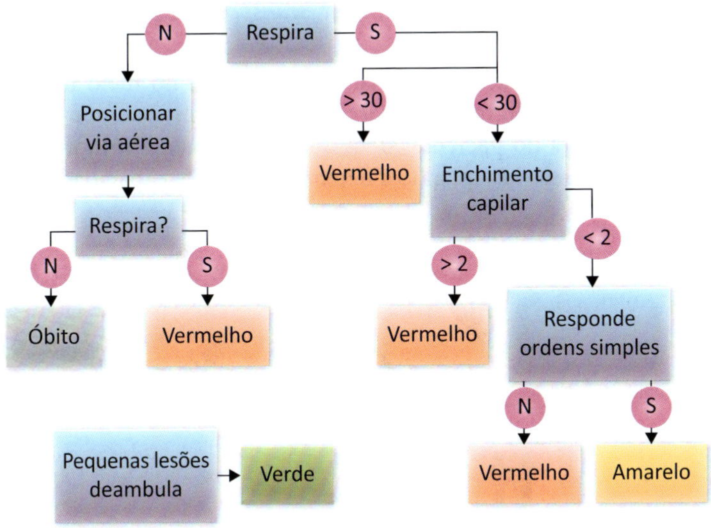

Fluxograma 6.1 Classificação das vítmas.

  - Sem risco iminente;
  - Sobrevida independe de cuidados imediatos;
  - Ex: vítima com fratura de osso longo.
- Verde/Leve:
  - Vítima com lesões leves;
  - Deambulando;
  - Pode ajudar no socorro;
  - Pode ser atendido no local ou encaminhado à emergência;
  - Ex: escoriações em membros;
  - ↓ 30/↓2/Obedece e deambula.
- Preta/expectante:
  - Vítima muito grave ou em óbito;
  - Prognóstico reservado;
  - Não responsiva e sem pulso;
  - Ex: queimaduras de 3º grau em 90% do corpo;
  - PCR – Não reanimar.

Quem pode classificar as vítimas de acordo com o método START?

É importante ter conhecimento e treinamento especializado para aplicação desse método, uma vez que o número de vítimas em um ambiente de austeridade requer calma, logística e liderança. A tomada de decisões e o raciocínio sobre o estado das vítimas são os maiores desafios para esse profissional, uma vez que ficará sob sua responsabilidade o reconhecimento das vítimas em estado crítico e com pouca chance de sobrevida.

Outros métodos de triagem

- **MASS** (*move, assess, sort, send*): mover, avaliar, classificar e enviar.

- **SALT** (*sorting, assessing, life-saving, treatment, transport*): classificar, avaliar, intervir para salvar vidas, tratar/transportar.
- **Protocolo de Manchester:** classificação de risco utilizada no meio intra-hospitalar, "pretende assegurar que a atenção médica ocorra de acordo com o tempo-resposta determinado pela gravidade clínica do paciente, além de ser ferramenta importante para o manejo seguro dos fluxos dos pacientes quando a demanda excede a capacidade de resposta".

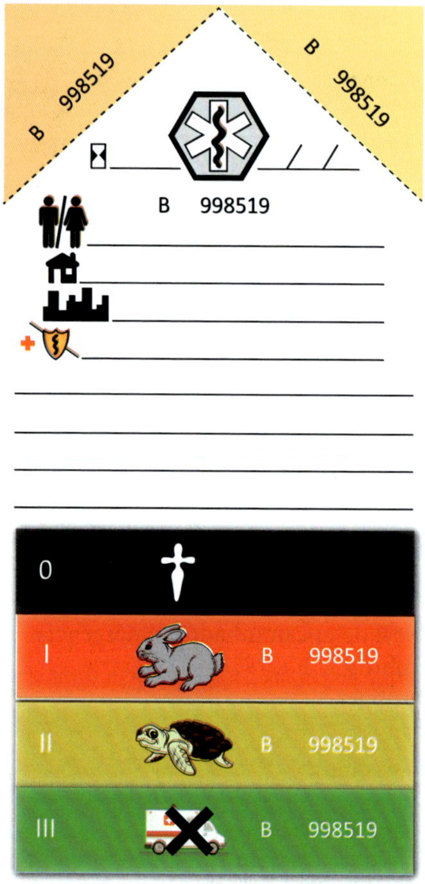

Figura 6.5 Crachá de identificação START (Triagem inicial).

2

Seção

Avaliação Sistemática no Atendimento Inicial

capítulo 7

Avaliação Sistemática no Atendimento Inicial

Conceito e Definições

As habilidades para avaliação inicial de vítimas (Figura 7.1) são essenciais e fundamentais para a escolha dos cuidados apropriados: os socorristas que atuam no atendimento inicial podem ter responsabilidades mais amplas, prestando cuidado a quase todos os tipos de emergência, devendo aprimorar-se neste fundamento.

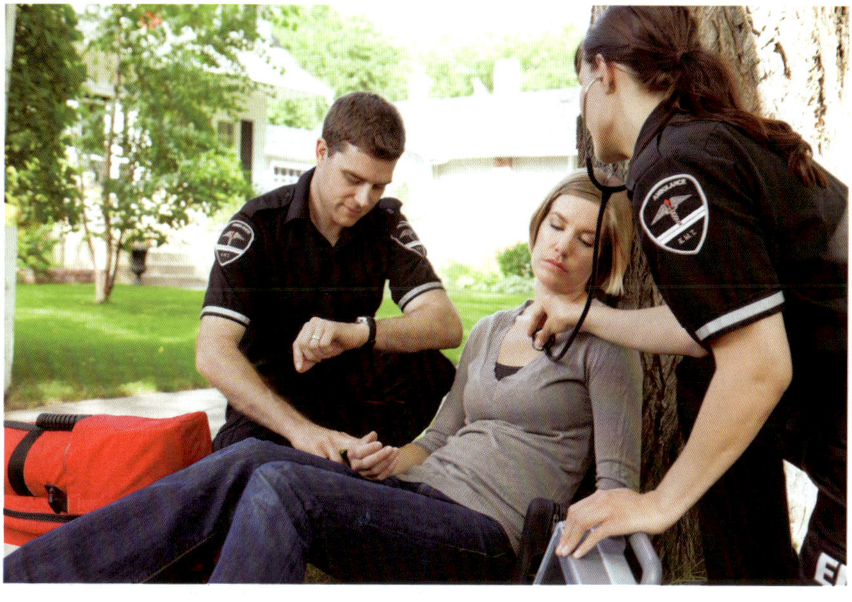

Figura 7.1 Avaliação sistemática inicial.

A avaliação deve ter o objetivo de descobrir possíveis alterações decorrentes de doença ou trauma e indicar os cuidados necessários, baseados nas necessidades imediatas e não em um possível diagnóstico ("Não o que a vítima tem, mas sim do que ela precisa"). A avaliação deve ser feita de modo organizado, diminuindo assim a possibilidade de ignorar um sinal ou sintoma importante. A métrica de uma boa avaliação deve levar ao cenário de avaliar a vítima, identificar as necessidades imediatas e intervir no necessário.

Convém considerar que procedimentos de avaliação colocam o socorrista em contato direto com sangue e secreções corporais do paciente: nesta condição, seguir os padrões de precauções; o EPI e a segurança da cena devem ser considerados para qualquer atendimento, além das normas para prevenir a transmissão de doenças infecciosas.

CENÁRIO DA AVALIAÇÃO

Muitos departamentos de emergência e serviços médicos pré-hospitalares utilizam a avaliação para fundamentar os cuidados aos pacientes: isso quer dizer que os socorristas e os membros da equipe são treinados para identificar, priorizar e cuidar dos principais sinais e sintomas dos pacientes em condições de emergência: este conhecimento não os capacita ao diagnóstico específico, mas os propicia ao atendimento das necessidades imediatas de cada situação. Por exemplo, um socorrista, ao atender vítimas com dificuldade respiratória, pode verificar inicialmente ser necessário garantir a permeabilidade e patência das vias aéreas e a oferta de oxigenação suplementar antes de qualquer procedimento, sem desperdiçar o tempo precioso da assistência tentando diagnosticar a causa básica do problema.

Considerando que toda ameaça à vida deve ser avaliada e controlada o mais breve possível, deve ser foco central do socorrista completar integralmente a avaliação do paciente, com a finalidade de identificar o menor sinal e sintoma de risco e obter um histórico pertinente.

O socorrista deve estar focado no que a vítima precisa e não no seu diagnóstico.

Estável *versus* Instável

A sequência dos procedimentos e os componentes da avaliação podem variar de acordo com os problemas apresentados. O socorrista deve conhecer os termos "estável" e "instável", os quais são aplicados ao ambiente da ocorrência e também às condições do paciente.

Um **ambiente estável** é um local seguro, que apresenta as condições necessárias para que o socorrista possa se aproximar e cuidar do paciente em segurança.

Um **paciente estável** significa que apresenta as condições e os sinais vitais equilibrados e constantes. Deve-se ter cuidado, no entanto, pois um paciente estável pode tornar-se instável subitamente.

Um **ambiente instável** apresenta condições inseguras ou riscos potenciais de incidentes. Por exemplo, no local do acidente automobilístico é comum serem encontrados veículos ou objetos que podem movimentar-se ou mudar de posição. Além disso, pode haver fogo ou vazamento de combustível ou outro líquido inflamável que aumenta o risco de explosão, tornando o ambiente instável.

Um **paciente instável** apresenta condições desequilibradas e com risco de piora.

AVALIAÇÃO

1. Observe amplamente o local da ocorrência para garantir a própria segurança e a do paciente.
2. Faça uma avaliação inicial para identificar e cuidar de qualquer situação de ameaça imediata à vida. O foco inicial considera a consciência, a coloração da pele/perfusão e a respiração.

2.1 – A avaliação inicial é um conjunto de procedimentos destinados à identificação e correção de problemas que ameaçam a vida. Os componentes principais da avaliação do paciente mudam ligeiramente segundo os quatro tipos de pacientes: paciente clínico consciente, paciente clínico inconsciente, paciente traumatizado consciente, paciente traumatizado inconsciente e com mecanismo de trauma significativo.

Algumas vezes não está claramente definido o tipo de paciente que o socorrista está atendendo. Por exemplo, a avaliação de um paciente que tem um mal súbito decorrente de um problema clínico após um acidente de trânsito deve incluir aspectos relacionados às emergências clínicas e de traumas.

Avaliação de Paciente Clínico Consciente

- Observe o local e faça a avaliação inicial;
- Obtenha o histórico resumido e faça o exame físico dirigido à queixa principal do paciente;
- Verifique os sinais vitais, incluindo pulso, respiração e observação da pele;
- Mantenha a avaliação de segmento, incluindo a reavaliação dos sinais vitais, com a finalidade de identificar alteração nas condições do paciente;
- Avalie sempre a patência e permeabilidade da via aérea.

Avaliação de Paciente Clínico Inconsciente

- Observe o local e faça a avaliação inicial, cuidando dos problemas graves identificados nesta fase;
- Faça o exame físico para investigar sinais de doença;
- Verifique os sinais vitais;
- Se não houver consciência, respiração e pulso, inicie a RCP;
- Entreviste familiares e acompanhantes para determinar a queixa principal do paciente e a natureza da doença;
- Mantenha a avaliação de segmento, incluindo a reavaliação dos sinais vitais, com a finalidade de identificar alteração das condições do paciente.

Avaliação do Paciente Traumatizado Consciente

- Observe o local e faça a avaliação inicial. Inclua uma exploração do local para determinar a causa das lesões do paciente, que pode ser referida como o mecanismo do trauma;
- Entreviste o paciente e observe a respiração e os sinais de hemorragia;
- Faça o exame físico dirigido à queixa principal do paciente.

Avaliação do Paciente Traumatizado Inconsciente

- Verifique os sinais vitais;
- Faça o exame físico detalhado, se necessário;
- Mantenha a avaliação de segmento, incluindo a reavaliação dos sinais vitais para identificar alguma alteração das condições do paciente.

Avaliação do Paciente Traumatizado Inconsciente e com Mecanismo de Trauma Significativo

- Observe o local. Inclua uma exploração do local e observe o mecanismo do trauma.
- Faça a avaliação inicial. Estabilize manualmente a cabeça e o pescoço do paciente. Verifique a permeabilidade das vias aéreas e as condições da respiração e do pulso. Também observe os sinais de hemorragia. Inicie os cuidados a qualquer situação que ameace à vida.
- Faça uma avaliação rápida do trauma e identifique lesões graves. Simultaneamente, faça perguntas sobre o acidente aos familiares acompanhantes e às pessoas presentes no local.
- Verifique os sinais vitais e se o paciente aparenta instabilidade.
- Faça o exame físico detalhado, se houver tempo.
- Mantenha a avaliação de segmento, incluindo a reavaliação dos sinais vitais, para identificar alteração das condições do paciente.
- A avaliação do paciente é a base para a assistência e é constituída por sete componentes principais. O socorrista deve conhecê-los para realizar as tarefas de sua competência e para comunicar-se claramente com a equipe de resgate de outros serviços. Esses componentes são:

1 – Avaliação do local

A segurança é o objetivo principal da avaliação do local. Esta etapa inicia-se no momento em que o socorrista é chamado para prestar o socorro, portanto, antes da aproximação do local da ocorrência. No caminho, imagine a cena que provavelmente irá encontrar, de acordo com as informações obtidas. Recorde os tipos de traumas mais comuns a situação e os sinais e sintomas esperados nesta emergência.

1.1 – Avaliação do local/paciente de trauma

- Adote as precauções-padrão.
- Verifique a segurança do local (para si mesmo, outros socorristas, pacientes e outras pessoas presentes).
- Identifique o mecanismo do trauma.
- Conte o número de pacientes.
- Peça ajuda adicional (equipe especializada, policiais, bombeiros ou SAMU).
- Informe ao centro de comunicações de emergência.
- Considere a necessidade de imobilização da coluna vertebral.

1.2 – Avaliação do local/paciente clínico

- Adote as precauções-padrão.
- Verifique a segurança do local (para si mesmo, outros socorristas, pacientes e outras pessoas presentes).
- Identifique a natureza da doença.
- Conte o número de vítimas.
- Peça ajuda adicional.
- Informe ao centro de comunicações de emergência.

GARANTA SUA SEGURANÇA

Um erro pode tornar-se fatal ao entrar no local de emergência sem as condições de segurança terem sido avaliadas antecipadamente. Nunca presuma que o local é seguro antes de avaliá-lo. Pergunte a si próprio: o local tem condições estáveis ou instáveis? Se a resposta for "instável", considere o local inseguro. Nunca despreze esta avaliação. Muitos fatores podem ser considerados inseguros, como, por exemplo, os locais com sinais de violência e sem a presença de policiais. O socorrista deve aguardar a chegada dos agentes da polícia e a autorização para aproximar-se. No caso de vazamento de cargas perigosas, mantenha-se à distância e aguarde a chegada das equipes especializadas para a descontaminação e liberação do local e das vítimas.

Outro exemplo de locais inseguros são as colisões de veículos, o manuseio de substâncias tóxicas, os crimes e outras violências com a presença de armas e as condições ambientais adversas. Além disso, preste atenção aos conflitos domésticos, problemas com eletricidade, risco de incêndio ou explosão, presença de cães de guarda e animais selvagens ou exóticos. Tenha um cuidado especial quando a situação de emergência decorre de briga de quadrilhas. Use sempre o bom senso para julgar a segurança do local. Estabeleça uma zona de perigo para manter-se afastado da área e afastar as outras pessoas da ameaça. Uma regra importante é não gerar mais vítimas no local de emergência.

Os socorristas podem ser feridos ou mortos, por exemplo, nas situações de emergência em vias públicas, onde existe o risco de atropelamento. Para garantir a segurança, o socorrista deve sinalizar o local. As condições climáticas também devem ser consideradas como fatores de risco. Sempre associe os dados obtidos na avaliação do local a possíveis riscos à segurança. Quando a observação do ambiente é minuciosa, melhores são as chances de reconhecer e evitar as condições inseguras.

IDENTIFIQUE MECANISMOS DE TRAUMA OU A NATUREZA DA DOENÇA

Durante a etapa da avaliação do local, o socorrista deve identificar o mecanismo do trauma nos pacientes feridos ou a natureza da doença nos pacientes doentes. Quando o paciente está consciente e orientado, ele deve se informar sobre o ocorrido. Caso contrário, as informações são transmitidas pelos familiares e acompanhantes ou obtidas pelas evidências do local.

O mecanismo de trauma pode ser definido como um conjunto de forças que causam uma lesão. Observe o local e pergunte se o paciente sofreu uma queda, se há ferimentos penetrantes, se houve colisão de automóvel. Considere que uma batida com o volante do veículo pode causar um trauma torácico; um para-brisas rachado pode indicar um trauma craniano, entre outros indícios. Todos os pacientes que sofrem uma queda apresentam um risco de trauma medular; os órgãos internos podem ser lesados de acordo com os traumas na superfície do corpo.

Identifique a natureza da doença de modo similar ao mecanismo de trauma. Observe o paciente e o local e procure sinais sobre o que aconteceu. Por exemplo, se o paciente está aflito, agitado; se a posição do paciente sugere alguma dor ou desconforto; se há medicações ou equipamentos de oxigênio perto do paciente; se os odores do ambiente sugerem algo, como vômito e urina. Lembre-se de que a finalidade de identificar a natureza da doença é direcionar os cuidados aos problemas encontrados e nunca fazer o diagnóstico médico.

A determinação do mecanismo de trauma nos pacientes feridos e a natureza da doença nos pacientes clínicos permite a prevenção de complicações mais graves. Por exemplo, se um paciente apresenta dor no tórax, é preciso considerar a probabilidade de problemas cardíacos e estar preparado para uma possível parada cardíaca.

CONTE O NÚMERO DE VÍTIMAS E PEÇA AJUDA ADICIONAL

Ao término da avaliação do local, conte o número de vítimas e verifique os recursos disponíveis. É importante contar as vítimas. Por exemplo, quantas pessoas estão dentro dos veículos colididos? Alguém saiu ileso do acidente? Alguma vítima foi arremessado para fora do carro?

Ao obter o número exato de pacientes que necessitam de cuidado, o socorrista deve verificar a disponibilidade dos recursos e pedir ajuda adicional. É preciso solicitar mais socorristas para atender vários pacientes ou para atender em condições específicas, como o transporte de alguém muito pesado em escadarias. É preciso também chamar equipes especializadas de combate a incêndios e resgate para, por exemplo, liberar as vítimas presas nas ferragens, e tornar seguro um local de acidente de trânsito. Algumas vezes é necessário o transporte aéreo das vítimas que demandam cuidados especializados em hospitais mais afastados.

Um ponto importante da etapa de avaliação do local é o reconhecimento da necessidade de recursos adicionais e a rápida solicitação de ajuda. Quando o momento desta decisão é adiado, o socorrista envolve-se com os cuidados ao paciente e tem dificuldade de pedir ajuda, atrasando muito a chegada do socorro.

APROXIME-SE DAS VÍTIMAS

Ao aproximar-se das vítimas, o socorrista deve se identificar mesmo que ele aparente estar inconsciente. A vítima pode inicialmente dar a impressão de estar desacordada, mas ao ser estimulado, mostra-se alerta. Alguns socorristas pertencem a instituições que tradicionalmente oferecem ajuda à população, tais como bombeiros e policiais, e, neste caso, o uso do uniforme facilita a identificação e a realização dos primeiros-socorros.

Os socorristas que não utilizam uniformes devem dar importância a sua correta identificação para cumprir suas tarefas. Devem declarar seu nome, seguido da frase "Eu sou socorrista e fui treinado para prestar primeiros-socorros". Muitas pessoas não sabem qual é o campo de ação do socorrista, mas, com esta primeira declaração, é possível obter a cooperação das pessoas e ter condições de aproximar-se da vítima.

A segunda colocação deve ser dirigida ao paciente: "Posso ajudá-lo?". Quando a vítima concorda e diz "sim", há um consentimento expresso para o início da avaliação e da assistência à emergência. A vítima pode não responder tão claramente com a palavra "sim", mas começa a relatar ao socorrista os problemas apresentados ou orientá-lo sobre o que deve ser feito.

Apesar de reconhecer que esta não é a forma adequada de obter o consentimento, o socorrista pode considerar que a vítima aceita a sua ajuda.

Não despreze os pedidos da vítima. Se necessário, interrompa a avaliação e faça uma pergunta objetiva sobre o que está acontecendo. Por exemplo, a vítima pede para você olhar um membro ferido. Utilize alguns segundos para verificar o local apontado. Isso irá acalmá-lo e indica que a vítima tem controle sobre si mesma. Ao ser estabelecido um vínculo de confiança, o socorrista tem melhores condições para obter a cooperação e as informações necessárias para o início da assistência. É possível que a vítima fique preocupada quando o socorrista faz perguntas adicionais para realizar um procedimento específico. Procure tranquilizá-lo, acrescentando que as respostas obtidas são muito úteis para a execução dos cuidados. Valorize a cooperação do paciente.

Algumas vezes o medo é tão intenso que ela parece confusa e recusa atendimento, dizendo, por exemplo, "não" ou "deixe-me sozinho". Converse cordialmente com a vítima e tente estabelecer um vínculo de confiança com ela. Se a vítima está inconsciente ou incapacitada para expressar a aceitação dos cuidados, considere a existência do consentimento implícito. Isto é, presume-se que a vítima daria o consentimento expresso para a assistência, caso tivesse condições para tal.

Aproximando-se do Paciente Após a Verificação do Local

- Diga seu nome;
- Identifique-se como socorrista e explique a sua função, caso seja necessário. Explicitar se pertence a uma organização assistencial, sem usar siglas;
- Pergunte ao paciente se você pode ajudá-lo.

Avaliação Inicial

A avaliação inicial é feita para identificar e intervir de imediato nos problemas potencialmente fatais, que poderão levar o paciente a óbito nos próximos minutos, como os relacionados à via aérea e à circulação do paciente.

- Avalie o nível de consciência para definir se o paciente está consciente ou inconsciente;
- Avalie a abertura das vias aéreas;
- Avalie a respiração;
- Avalie a circulação (pulso e hemorragia).

Com estas informações, tome a decisão sobre a urgência do transporte.

O procedimento da avaliação inicial e do suporte básico de vida é conhecido como ABC da assistência de emergência; cada letra refere-se a um passo importante dos cuidados.

a) Vias aéreas (observe se as vias aéreas do paciente estão desobstruídas);
b) Respiração (observe se o paciente respira normalmente);
c) Circulação (observe se o pulso do paciente está normal, se há algum sangramento, alguma grande mancha de sangue no local e se o paciente apresenta sinais de choque).

Impressão Geral

Observe as informações prestadas pelo paciente e pelas pessoas presentes no local, principalmente sobre os motivos para o pedido de socorro. Observe se o paciente parece doente, pálido ou cianótico. Note os detalhes relacionados aos odores, temperatura e condições de moradia. Identifique ferimentos graves ou veja se o paciente apresenta uma condição estável. A impressão geral é uma opinião precoce sobre a gravidade do trauma ou da doença; a decisão de solicitar o transporte do paciente ou dar continuidade à avaliação inicial depende da obtenção de uma impressão geral que retrate as condições do paciente.

Avaliação da Consciência

Avalie o nível de consciência utilizando as letras AVDI

A – Alerta: o paciente alerta está desperto, orientado, responde às questões e conversa com o socorrista.

V – Verbal: o paciente aparenta estar desacordado, mas ao ser chamado ou estimulado auditivamente, consegue reagir.

D – Dor: o paciente não responde aos estímulos auditivos, mas reage aos estímulos dolorosos, como a fricção na região do esterno ou um beliscão no ombro. Seja cuidadoso para não machucar o paciente com o estímulo doloroso.

I – Inconsciente: o paciente não responde aos estímulos auditivos e dolorosos. Ele está arreativo.

HISTÓRICO EXAME FÍSICO DIRIGIDO À QUEIXA

- **Histórico do paciente:** obtenção de informações por meio de perguntas e respostas. Quando possível, o paciente deve ser a fonte primária dos atos. Familiares e acompanhantes podem contribuir com informações.
- **Rápido exame físico:** procedimento breve e menos detalhado de avaliação da cabeça aos pés, aplicado aos pacientes mais graves.

- **Exame físico dirigido:** procedimento realizado em pacientes estáveis. Focaliza o segmento corporal ferido ou o local da queixa principal do doente.
- **Sinais vitais:** são incluídas as medidas de pulso, respiração, coloração da pele e as características das pupilas. Se o trauma ocorreu em treinamento, o socorrista deve verificar a pressão arterial. A primeira verificação dos parâmetros é chamada basal e serve para identificar a tendência das alterações.
- **Sintomas:** aspectos que são sentidos e relatados pelo paciente. Os sintomas incluem dor torácica, tontura e náusea.
- **Sinais:** aspectos percebidos pela visão e audição durante a avaliação do paciente.

Entrevista do Paciente

Quando estiver entrevistando um paciente consciente, faça as seguintes perguntas:

1. Qual o seu nome?
2. Qual a sua idade?
3. O que está errado?
4. Como isso aconteceu?
5. Há quanto tempo você se sente assim?
6. Isso já aconteceu antes?
7. Você tem algum problema de saúde?
8. Toma alguma medicação?
9. Você tem alguma alergia?
10. Quando você comeu pela última vez?

Para facilitar a obtenção do histórico do paciente e não se esquecer de perguntas importantes, use a sigla SAMPLE:

S – sinais e sintomas
A – alergia
M – medicamentos
P – passado médico
L – (*last meal*) última refeição
E – evento

Você pode encontrar o paciente inconsciente ou incapaz de responder às questões. Neste caso, dependerá dos familiares ou acompanhantes para obter as informações. Faça perguntas específicas indiretas para diminuir o tempo gasto na sua obtenção.

Os dispositivos de informações médicas podem ser fontes importantes de dados, se o paciente estiver inconsciente e o histórico não puder ser obtido por meio dos familiares ou acompanhantes. Ao movimentar o paciente ou examinar quaisquer membros, procure o dispositivo de informações médicas.

Sinais Vitais

Os sinais vitais podem alertá-lo dos problemas que exigem atenção imediata; verifique-os em intervalos regulares. A primeira verificação dos sinais vitais é chamada de sinais vitais de base (ou sinais basais). Compare todas as próximas verificações aos sinais vitais de base, isso o ajudará a determinar se o paciente está estável, melhorando ou não sua condição e beneficiando-se dos procedimentos realizados.

Algumas combinações dos sinais vitais indicam possíveis condições de trauma ou problemas clínicos graves.

Pulso

Ao verificar o pulso, deve-se avaliar três características: frequência, força e ritmo. A frequência é a contagem do número de batimentos cardíacos por minuto e tem a finalidade de identificar se o pulso é normal, rápido ou lento. A força é a pressão das artérias, tornando o pulso forte ou fraco. O ritmo é a uniformidade dos batimentos, que pode ser regular ou irregular.

Ao realizar a avaliação inicial, verifica-se o pulso carotídeo. Durante o exame físico dirigido, a mensuração é realizada no pulso radial. Se o pulso radial não for percebido, o socorrista deve avaliar o pulso carotídeo; a ausência do pulso radial e a presença do pulso carotídeo indicam um possível estado de choque. O pulso radial não é percebido quando a pressão arterial do paciente está muito baixa ou há uma lesão no membro que interrompe o fluxo sanguíneo. Não se inicia a RCP baseando-se apenas na ausência do pulso radial.

Como mensurar a frequência do pulso radial:

- Utilize os três dedos médios da mão enluvada. Não use o polegar porque você pode sentir o seu próprio batimento cardíaco e errar a mensuração do pulso do paciente.
- Coloque as pontas dos dedos no lado anterior do punho do paciente, logo abaixo da prega, entre a mão e o punho. Deslize os dedos para a parte lateral do punho.
- Pressione moderadamente para sentir o pulso. Se estiver fraco, aumente a pressão dos dedos. A pressão exagerada pode causar dor no paciente e interromper o fluxo sanguíneo. Mantenha os três dedos em contato com o punho do paciente e avalie a pressão necessária para sentir seu pulso.
- Ao sentir o pulso, avalie rapidamente a frequência. Ela parece normal, rápida ou lenta?
- Conte os batimentos cardíacos por 30 segundos.
- Durante a contagem, avalie a força e o ritmo.
- Multiplique por 2 o número de batimentos contatos durante os 30 segundos e o resultado será a frequência cardíaca de um minuto.

A mensuração adequada do pulso exige experiência. Pratique em homens e mulheres, adultos e crianças, em situações de repouso e de exercícios intensos. Isto o ajudará a desenvolver sua habilidade de avaliar um pulso normal e obter a frequência cardíaca de forma rápida e correta.

Respiração

A frequência respiratória é a contagem dos movimentos respiratórios, que é classificada em normal, rápida ou lenta. As características incluem ritmo, profundidade, ruídos e facilidade da respiração. Considera-se uma respiração um ciclo completo de inspiração e expiração. Durante a contagem da respiração, observe se o ritmo é regular ou irregular. Ao mesmo tempo, verifique se a profundidade é normal, superficial ou profunda. Escute ruídos anormais, tais como bancos, gorgolejos, chiados, espasmos ou rouquidão. Observe se os movimentos respiratórios são forçados, difíceis ou dolorosos. Se o paciente estiver consciente, pergunte se tem alguma dificuldade ou dor para respirar. Um paciente com uma respiração forçada tem uma condição potencialmente fatal.

Como avaliar a frequência e as características respiratórias:

- Após verificar o pulso, não retire os dedos do punho do paciente. Mantenha a mesma posição, como se continuasse a contar o pulso. É comum as pessoas alterarem os movimentos respiratórios quando reconhecem que alguém está avaliando a respiração.

- Observe o movimento do tórax do paciente e escute os ruídos.
- Conte, durante 30 segundos, o número de respirações do paciente (uma respiração = uma inspiração + uma expiração). Multiplique o número de respirações contadas por 2 e obterá a frequência respiratória de 1 minuto.
- Durante a contagem da respiração, observe o ritmo, a profundidade, os ruídos e a facilidade da respiração.

Se não for possível contar os movimentos respiratórios pela observação do tórax, coloque a mão sobre a região torácica, próximo ao processo xifoide. Comunique ao paciente sobre o motivo deste toque. Sinta os movimentos de inspiração e expiração; não realize esta técnica se houver ferimentos no tórax e abdome.

capítulo 8

Vias Aéreas e Respiração

Conceito e Definições

Respiramos para manter a vida: é durante a respiração que o oxigênio é introduzido no corpo e o dióxido de carbono é removido. As células, tecidos e órgãos do corpo necessitam de oxigênio para viver e todo o processo vital requer energia. O corpo utiliza oxigênio para contrair os músculos, enviar impulsos nervosos, digerir alimentos e construir novos tecidos.

Para abastecer as células com oxigênio, é preciso remover o dióxido de carbono. O corpo utiliza oxigênio para produzir energia e o dióxido de carbono é um resíduo desse processo. A respiração é a troca constante do dióxido de carbono pelo oxigênio. Quando a respiração é inadequada ou ausente, o dióxido de carbono acumulado nas células corporais torna-se um veneno letal. O aumento do dióxido de carbono desencadeia certos sinais e sintomas: a pessoa começa a ofegar com a finalidade de livrar-se do excesso de dióxido de carbono; torna-se sonolenta; as células cerebrais começam a morrer; pode apresentar alucinações e perder a capacidade de manter esforços respiratórios. O indivíduo fica inconsciente e, se não for socorrido, entrará em coma e morrerá.

Para regular os níveis de dióxido de carbono do sangue e tecidos, o sistema respiratório exerce um papel-chave para manter o equilíbrio ácido-base nos níveis normais. Um pH sanguíneo baixo indica excesso de ácido que pode ter sido ocasionado pelo aumento do dióxido de carbono devido à falência respiratória.

A vida e o funcionamento das células são possíveis apenas em uma faixa de PH muito estreita. Quando a respiração está alterada, o nível do PH sanguíneo afasta-se da faixa da normalidade, para cima ou para baixo, e as células param de funcionar e morrem. O cérebro, um órgão muito sensível aos níveis alterados de PH, tem suas funções que cessam ou entram em disfunção rapidamente, incluindo os mecanismos do controle da respiração, quando em variações de Ph.

Quando a respiração cessa, também o coração deixa de pulsar quase logo em seguida, considerando que as células miocárdicas requerem contínuo fornecimento de oxigênio para realizar as contrações. O momento de ocorrência de ambas as paradas, cardíaca e respiratória, é chamado morte clínica.

Cerca de 4 a 7 minutos após a parada cardiorrespiratória, a quantidade de oxigênio é esgotada e as células começam a morrer. Este é um momento crítico, no qual o paciente deve receber oxigênio e ventilação assistida. O primeiro e mais crítico órgão afetado pela falta de oxigênio é o cérebro. Quando as células cerebrais não recebem oxigênio nos primeiros 10 minutos após a parada cardiorrespiratória, boa parte delas entrará em disfunção e morrerá. A morte biológica começa a ocorrer durante os seis a dez minutos em que não houve a oferta de oxigênio às células do cérebro.

É importante você saber que o processo de morte biológica pode ser retardado em condições de baixa temperatura ambiental, sobretudo nos afogamentos em águas frias. O resfriamento do corpo reduz profundamente a necessidade de oxigênio nas células. Sempre execute os procedimentos de ressuscitação nas vítimas de afogamento em águas frias, mesmo que o tempo de submersão seja superior a 10 minutos.

IDENTIFICAÇÃO DA DISFUNÇÃO RESPIRATÓRIA

A frequência respiratória normal em repouso é de:

- **Adultos:** 12 a 20 por minuto;
- **Crianças:** 15 a 30 por minuto;
- **Bebês:** 25 a 50 por minuto;

Ao se aproximar de uma vítima, avalie se ela aparenta estar confortável e respirando normalmente, ou, ao contrário, parece aflita e com dificuldade de respirar. Ao realizar a avaliação inicial:

- **Veja os movimentos respiratórios:** observe a expansão do tórax, sua simetria e a frequência respiratória associando-as à respiração normal.
- **Ouça os ruídos da respiração:** o ar deve entrar e sair pela boca ou nariz em modo silencioso. Escute sons anormais, como gorgolejo, arfada de ar, chiados, dentre outros.
- **Observar o movimento do ar** entrando e saindo pela boca e pelo nariz.
- **Observar a coloração da pele:** embora cada pessoa tenha um tom diferente de pele, observe se ela está pálida, lívida, acinzentada ou azulada. Observe esses sinais, especialmente ao redor dos lábios e olhos e nas unhas, onde facilmente o socorrista deve procurar indícios de oxigenação inadequada (cianose – Figura 8.1).

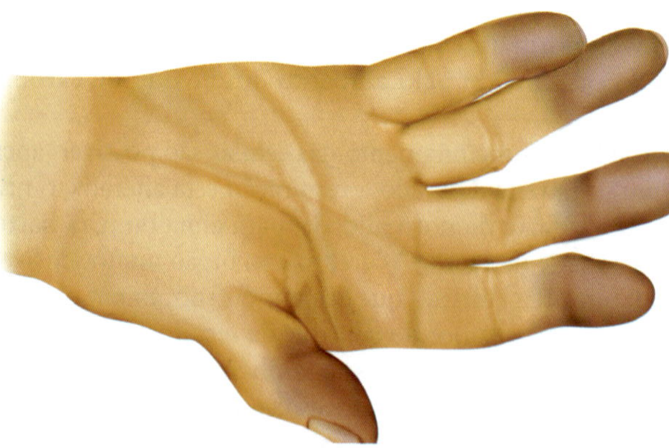

Figura 8.1 Cianose.

IDENTIFICANDO PROBLEMAS RESPIRATÓRIOS

O paciente com problemas respiratórios apresenta alguns dos seguintes sinais e sintomas:

- Nenhum movimento torácico, ou movimento irregular;
- Ausência de ruídos e da percepção do ar exalado pelo nariz e boca;
- Respiração ruidosa ou ofegante;
- Respiração irregular, muito rápida e muito lenta;
- Respiração forçada, muito superficial ou profunda ou ainda aparência de esforço respiratório, sobretudo em bebês e crianças;
- Respiração que utiliza a musculatura da parte superior do tórax e do pescoço;
- Narinas que se movimentam durante a respiração, particularmente nas crianças;
- Coloração da pele azulada, acinzentada pálida ou lívida;
- Posição sentada ou inclinada para frente, como um tripé (facilita a respiração da pessoa com problemas).

SUPORTE ÀS VIAS AÉREAS

Na disfunção respiratória, o socorrista realiza otimização da ventilação/oxigenação a fim de oferecer ao paciente oxigênio necessário e remover o dióxido de carbono do sangue. O ar atmosférico contém 21% de oxigênio e o ar exalado por uma pessoa contém 16% de oxigênio, ou seja, ao soprar ar dos seus pulmões para os pulmões do paciente haverá quantidade suficiente para manter o paciente biologicamente vivo até que ele possa receber oxigênio suplementar e outros cuidados do suporte avançado. Ventilar artificialmente o paciente, simulando a função normal do pulmão, pode ser chamado de ventilação artificial ou de resgate (Figura 8.2).

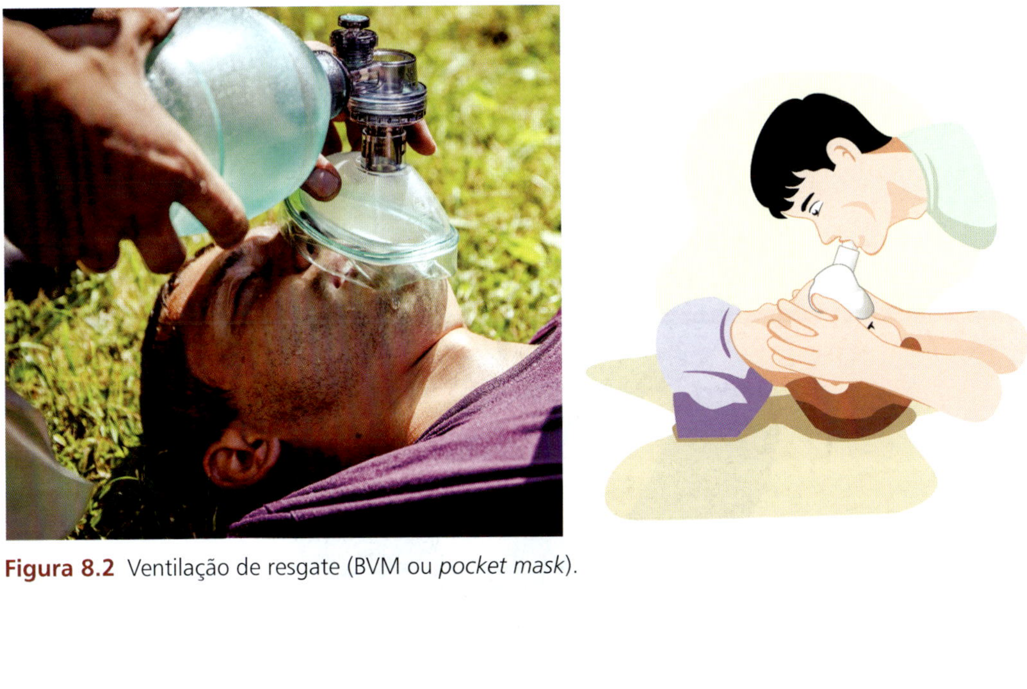

Figura 8.2 Ventilação de resgate (BVM ou *pocket mask*).

Abertura das Vias Aéreas

Um dos pontos principais da avaliação inicial do paciente é garantir a abertura adequada das vias aéreas e a presença da respiração. Se o paciente estiver inconsciente, os músculos relaxam e a língua, que também é um músculo, cai para trás, na direção da garganta, obstruindo a passagem do ar. A simples abertura das vias aéreas pode resolver o problema da ausência de respiração.

Reposicionamento da Cabeça

O simples reposicionamento da cabeça pode ser suficiente para abrir as vias aéreas. Quando o paciente está deitado com a cabeça apoiada sobre vários travesseiros ou sobre um objeto força a cabeça para frente; segure suavemente a cabeça, retire os travesseiros ou o objeto de apoio de modo que a cabeça não fique flexionada para frente.

Pode-se colocar um travesseiro baixo sobre os ombros da vítima, sobretudo em crianças, para manter a abertura das vias aéreas. Convém lembrar que vítimas alcoolizadas ou sob o efeito de drogas não conseguem manter a posição da cabeça e, portanto, a abertura das vias aéreas.

Há dois métodos para abertura das vias aéreas:

1. Manobra da inclinação da cabeça e elevação do queixo (posição olfativa) (Figura 8.3) – utilizada para pessoas doentes ou no traumatizado sem suspeita de lesão na coluna vertebral.
2. Manobra da tração da mandíbula (*jaw thrust* ou deslocamento anterior da mandíbula) – empregada em vítimas de trauma com possível lesão da coluna vertebral.

Etapas para realizar a manobra de inclinação da cabeça para trás e elevação do queixo:

- Coloque uma mão na região frontal (testa) do paciente e incline suavemente a cabeça para trás. Ao mesmo tempo, coloque os dedos da outra mão sob a parte óssea do queixo (cuidado para não comprimir os tecidos moles abaixo da mandíbula);

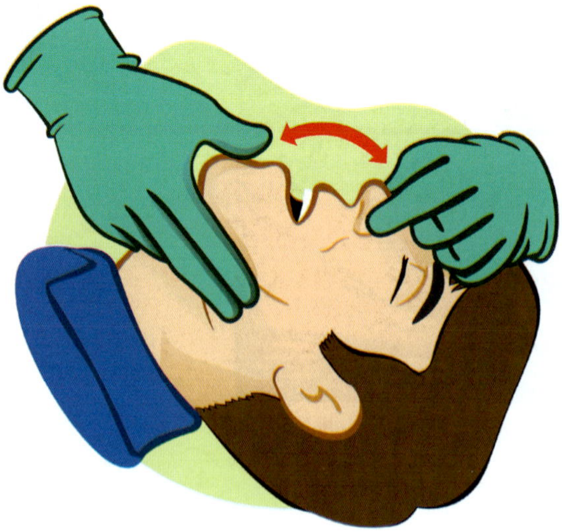

Figura 8.3 Posição olfativa.

- Erga a ponta do queixo do paciente de modo que os dentes inferiores toquem os dentes superiores. Essa manobra traciona a língua para frente, afastando-a da garganta. Desse modo, o ar flui livremente e o paciente pode respirar. Durante o procedimento, ocorre a movimentação do pescoço, o que não deve acontecer quando há suspeita de trauma na coluna vertebral. Nesse caso, utilize manobra da tração da mandíbula.

Etapas para realizar a manobra de tração da mandíbula:

- O socorrista deve posicionar-se junto à parte superior da cabeça do paciente;
- Estender o braço para frente e colocar as mãos nas laterais do queixo do paciente, atrás da mandíbula e logo abaixo das orelhas;
- Pressionar os polegares contra os ossos, acima das bochechas (zigomático) e, como uma alavanca, tracionar a mandíbula para frente. Durante o procedimento, a cabeça do paciente não deve ser inclinada ou desviada.

VENTILAÇÃO ARTIFICIAL

Os procedimentos de ventilação boca a boca ou boca-nariz não são seguros. Os profissionais da saúde aprendem a praticar esses tipos de ventilação artificial mas dificilmente dispõem das barreiras protetoras e, com frequência, realizam as ventilações ao socorrer membros da família. As equipes de resgate ou da área da saúde habitualmente não utilizam essas técnicas. Entretanto, devem conhecer o procedimento da ventilação boca a boca e boca-nariz já que podem enfrentar situações nas quais não existam os recursos de proteção ou o número de pacientes é maior do que os recursos disponíveis. A realização ventilação artificial sem as barreiras protetoras depende da decisão pessoal da pessoa que presta socorro, considerando seu potencial risco de contaminação.

Todos os socorristas devem utilizar as barreiras de proteção. Ao realizar a ventilação artificial, o socorrista entra em contato direto com líquidos corporais do paciente. Respeite todos os procedimentos que asseguram a prevenção contra as doenças infecciosas. Utilize sempre o equipamento de proteção individual e as barreiras protetoras.

Um exemplo de barreira protetora é a máscara de ventilação. Ela ajusta-se ao rosto do paciente, vedando a saída do ar pelos contornos faciais do adulto, da criança e do bebê. Esta máscara pode ser limpa com facilidade porque é feita de material durável. Dispõe de válvula com fluxo unidirecional do ar e de filtro substituível (Figura 8.4 – *pocket mask*).

Há um dispositivo para entrada de oxigênio, caso seja prescrito, e uma tira ajustável que fixa a máscara no lugar adequado. Outro exemplo de barreira é o protetor facial, constituído por uma folha de plástico resistente e um filtro de ar. Ele é suficiente para caber em uma embalagem que pode ser presa ao chaveiro, mas grande o suficiente para cobrir a face interior do paciente e atuar como uma barreira que impede o contato direto com as secreções corporais.

Lembre-se também que as luvas de proteção devem ser utilizadas durante todo o atendimento ao paciente.

VENTILAÇÃO BOCA-MÁSCARA

É um tipo de ventilação realizada pelo socorrista leigo. A máscara de ventilação possibilita que as ventilações sejam feitas sem o contato direto com a boca e o nariz do paciente. Há um dispositivo na face externa da máscara onde é conectada uma válvula de fluxo unidirecional, as ventilações entram por um lado e o ar exalado pelo paciente sai pelo outro lado. Portanto, é possível prevenir que a expiração do paciente e suas secreções entrem em contato direto com a pessoa que presta o socorro.

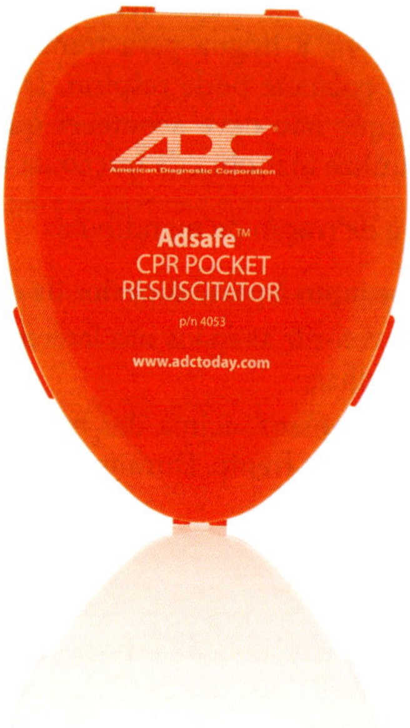

Figura 8.4 *Pocket mask.*

A máscara de ventilação possibilita a utilização de um filtro descartável chamado HEPA. O filtro é colocado dentro da máscara e bloqueia a passagem de partículas de ar e secreções que contenham microrganismos patogênicos.

Ela é feita de material flexível e assim pode ser dobrada e guardada no bolso. Alguns modelos contam com uma entrada extra para o fornecimento de oxigênio – o socorrista pode simultaneamente ventilar o paciente com o ar dos próprios pulmões e adicionar o oxigênio de uma fonte externa.

Outra vantagem da máscara de ventilação é manter a abertura das vias aéreas (nas manobras de inclinação da cabeça ou de tração da mandíbula) com as mãos e ao mesmo tempo segurar com firmeza a máscara. A adaptação da máscara ao rosto do paciente é relativamente fácil.

Etapas para Realizar a Ventilação Boca-máscara (Figura 8.5: Ventilação Boca-Válvula-Máscara)

- Verifique se o paciente está consciente ou inconsciente. No paciente adulto, peça socorro antes de iniciar a ventilação artificial; se o paciente é um bebê ou criança inconsciente e você estiver sozinho no local, a ventilação artificial deve ser feita durante um minuto e, em seguida, pedir socorro. Quando outra pessoa estiver no local, peça por ajuda enquanto você dá continuidade às ventilações;
- Posicione o paciente e posicione-se corretamente. Abra as vias aéreas do paciente selecionando a manobra de inclinação da cabeça ou a tração da mandíbula;
- Verifique a respiração do paciente;
- Veja os movimentos do tórax. Ele sobe e desce regularmente?
- Ouça o fluxo de ar passando pela boca e nariz. Há ruídos diferentes (gorgolejo, chiado, ronco e outros)?

- Sinta o ar que sai da boca e nariz do paciente;
- Observe a coloração da pele. O paciente apresenta aparência azulada, acinzentada, pálida ou lívida?

A etapa da avaliação da respiração deve ser de 5 a 10 segundos. Caso a respiração esteja ausente, adaptar o filtro e a válvula unidirecional na máscara de ventilação. Posicione a máscara de tamanho adequado ao paciente; a parte superior cobre todo o nariz do paciente e a base está colocada entre a depressão do lábio inferior e a saliência do queixo.

- Segure com firmeza a máscara e ao mesmo tempo mantenha a abertura das vias aéreas;
- Pressione os polegares e os dedos indicadores sobre os dois lados da máscara, formando um "C";
- Estique os dedos, médio, anular e mínimo, em formato de um "E" nos dois lados da mandíbula do paciente. Tracione a mandíbula para frente;
- Inspire normalmente e assopre lentamente o ar através da válvula adaptada na extremidade da máscara (cerca de um segundo para cada ventilação). O ar entrará suavemente pelas vias aéreas abertas através da boca e nariz do paciente. Observe o movimento de subida do tórax;

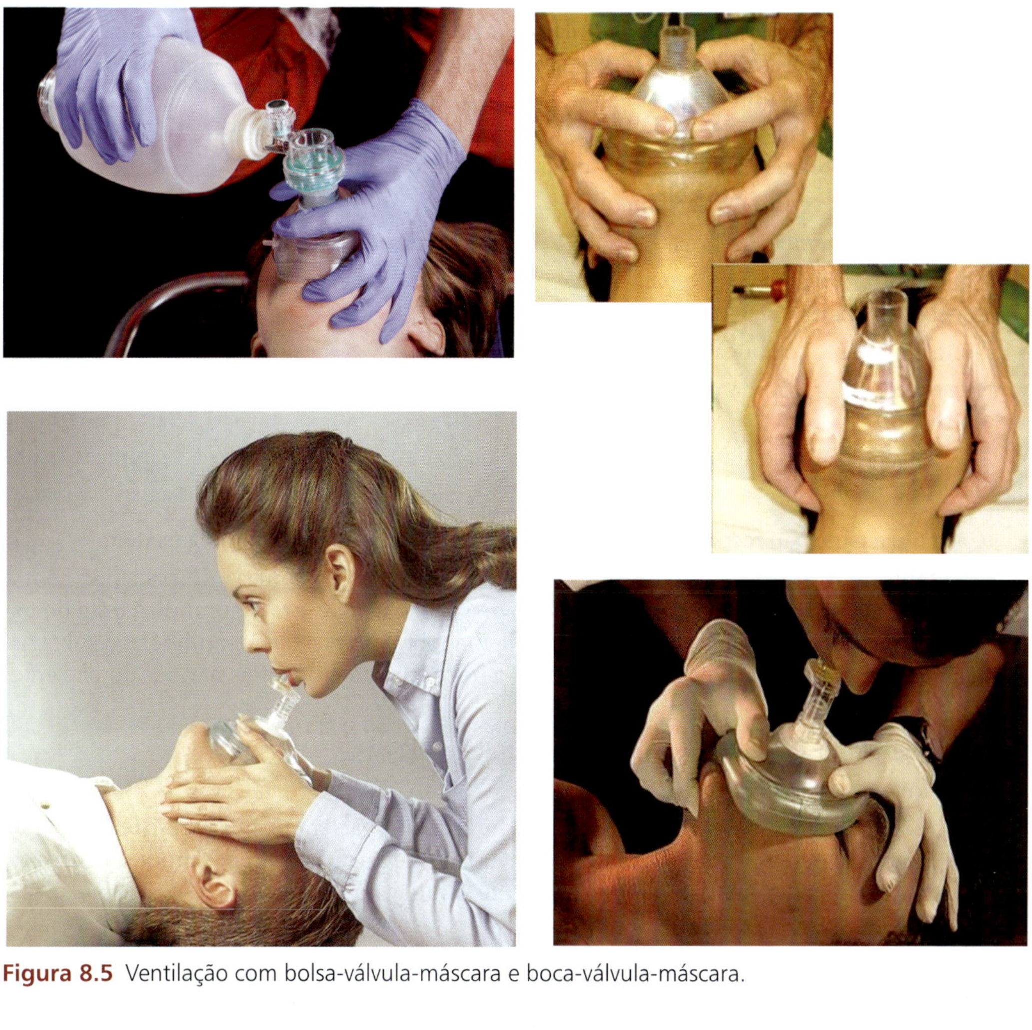

Figura 8.5 Ventilação com bolsa-válvula-máscara e boca-válvula-máscara.

- Lembre-se de que não há necessidade de o socorrista remover a boca da máscara durante a fase expiratória porque a válvula de fluxo unidirecional permite o escape do ar exalado por uma via separada;
- Continue a ressuscitação fazendo uma ventilação a cada 5 a 6 segundos para paciente adulto, e a cada 3 ou 5 segundos para bebês ou crianças.

As ventilações artificiais estão corretas se o tórax se movimenta para cima e para baixo a cada ventilação.

O procedimento está incorreto quando o tórax não apresenta movimento durante a ventilação, a frequência das ventilações está muito baixa ou muito alta, a máscara não está corretamente colocada, havendo escape de ar entre a máscara e o rosto do paciente.

Caso o ar não entre na primeira ventilação artificial, reposicione a cabeça do paciente e recoloque a máscara. Se novamente o ar não passar, inicie os procedimentos de desobstrução das vias aéreas.

Etapas para Realizar a Ventilação Boca-protetor Facial

- Verifique se o paciente está consciente ou inconsciente. No paciente adulto, peça socorro antes de iniciar a ventilação artificial; se o paciente é um bebê ou criança inconsciente e você estiver sozinho no local, a ventilação artificial será feita durante um minuto e, em seguida, pedir socorro. Quando outra pessoa estiver no local, peça por ajuda enquanto você dá continuidade às ventilações;
- Posicione o paciente e posicione-se corretamente. Abra as vias aéreas do paciente selecionando a manobra de inclinação da cabeça ou a tração da mandíbula;
- Verifique a respiração do paciente;
- Veja os movimentos do tórax. Ele sobe e desce regularmente?
- Ouça o fluxo de ar passando pela boca e pelo nariz. Há ruídos diferentes (gorgolejo, chiado, ronco e outros)?
- Sinta o ar que sai da boca e do nariz do paciente;
- Observe a coloração da pele. O paciente apresenta aparência azulada, acinzentada, pálida ou lívida?

A etapa da avaliação da respiração deve ser de 5 a 10 segundos. Caso a respiração esteja ausente, adaptar o filtro e a válvula unidirecional na máscara de ventilação.

- Caso o paciente não respire, coloque o protetor facial e segure-o com os seus dedos;
- Mantenha as vias aéreas abertas. Feche as narinas, pinçando o nariz do paciente, com o polegar e a ponta do dedo indicador da mão do socorrista que está segurando a testa do paciente (manobra de inclinação da cabeça). Na manobra da tração da mandíbula, o socorrista pode utilizar os dois polegares ou a própria bochecha para ocluir as narinas do paciente;
- Faça uma inspiração normal e abra a boca;
- Coloque a boca aberta sobre a abertura do protetor facial;
- Pressione os lábios contra o protetor;
- Expire lentamente e observe o movimento do tórax do paciente. Sinta a resistência para a entrada do ar. Se na primeira tentativa o ar não conseguir passar, reposicione a cabeça do paciente, refaça abertura das vias aéreas e tente ventilar novamente;
- Afaste-se do protetor facial para que o paciente possa exalar o ar; Rapidamente, faça outra inspiração e ventile o paciente. Faça duas ventilações iniciais.

Caso o paciente não volte a respirar espontaneamente, verifique o pulso. Se o pulso está presente, mas o paciente não respira, siga os passos seguintes:

- Inspire normalmente;
- Ventile o paciente através do protetor facial e observe o movimento do tórax;
- Afaste-se da boca do paciente e libere as narinas para que o ar possa ser exalado;
- Observe no tórax o movimento de respiração;
- Inspire e reinicie o ciclo.

Passados alguns minutos, verifique novamente o pulso; na ausência de pulso, inicie a RCP imediatamente.

VENTILAÇÃO BOCA-NARIZ

Alguns pacientes apresentam ferimentos na boca e na mandíbula, perda dos dentes da dentadura, obstrução das vias aéreas e não conseguem receber de forma eficiente as ventilações artificiais pelas técnicas descritas anteriormente (dependendo do ponto da obstrução das vias aéreas, a técnica boca-nariz também não é eficaz, mas deve ser inicialmente tentada).

Etapas Para Realizar a Ventilação Boca-nariz

- Use os polegares para fechar a boca do paciente. Não oclua o nariz;
- Coloque a boca ao redor do nariz do paciente, vedando-o completamente;
- Faça as ventilações através da narina do paciente e mantenha a boca fechada;
- Afaste-se e abra ligeiramente a boca do paciente para que ele exale;
- Mantenha a sua mão sobre a testa do paciente para garantir a abertura das vias aéreas.

As técnicas de ventilação boca a boca e boca-nariz expõem o socorrista a doenças infecciosas pelo risco de contato com as secreções corporais.

capítulo 9

Obstrução das Vias Aéreas por Corpo Estranho (OVACE)

Conceito e Definições

A sigla OVACE significa obstrução das vias aéreas por corpo estranho. Não é incomum a ocorrência de um alimento ou um objeto preso na via aérea e obstruindo a entrada de ar para os pulmões causando a asfixia. Este é um dos eventos mais graves e comuns dentre as emergências que ocorrem em qualquer lugar e a qualquer hora.

Em adultos, a asfixia é frequentemente causada por alimentos. Em crianças, a asfixia pode ser causada por alimentos ou outros objetos.

IDENTIFICAÇÃO

A obstrução da via aérea que provoca asfixia pode ser parcial ou total. Se a obstrução for total, deve-se agir rapidamente para restabelecer a respiração.

Em uma obstrução parcial da via aérea, se a vítima consegue falar ou emitir sons e tossir alto, fique próximo, apenas próximo, e incentive o indivíduo para tossir forte. Olhar para cima elevando a cabeça não irá modificar a obstrução e, eventualmente, pode até estender a complicação, acentuando o grau de obstrução.

Já em uma obstrução total da via aérea, se a pessoa não conseguir respirar, falar ou emitir sons, ou tossir sem sons e fizer o sinal universal de asfixia, deve-se agir imediatamente.

O sinal universal da asfixia consiste em segurar o pescoço com uma ou ambas as mãos (Figura 9.1)

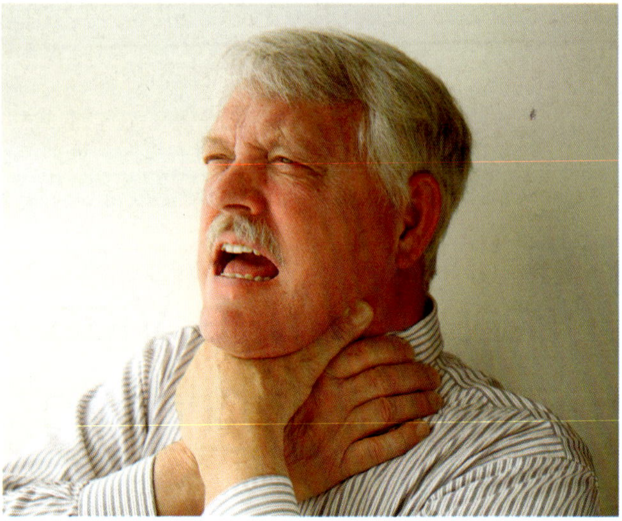

Figura 9.1 Sinal universal da asfixia.

MANOBRA DE HEIMLICH

Quando um adulto ou criança apresentar obstrução total, mas ainda estiver consciente, localize-se atrás da vítima de forma lateralizada e posicione sua mão fechada na região acima do umbigo e faça compressões para cima, mas abaixo do apêndice xifoide para evitar lesão. Essas compressões são chamadas de compressões abdominais ou de Manobra de Heimlich (Figura 9.2), nome do médico que criou este procedimento em 1974 (Figura 9.3). Como uma tosse, cada compressão abdominal expulsa o ar dos pulmões. Isso pode ajudar a desbloquear ou remover o objeto que está obstruindo a via aérea.

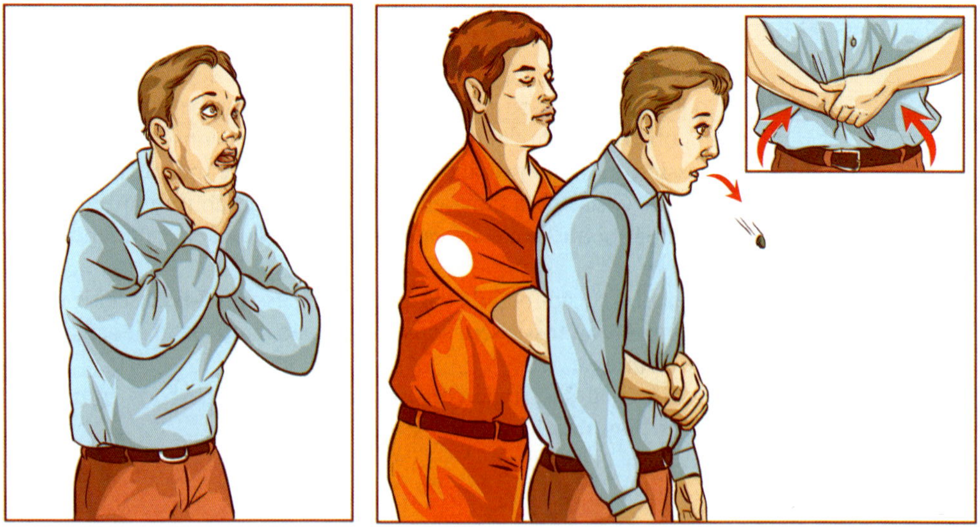

Figura 9.2 Manobra de Heimlich.

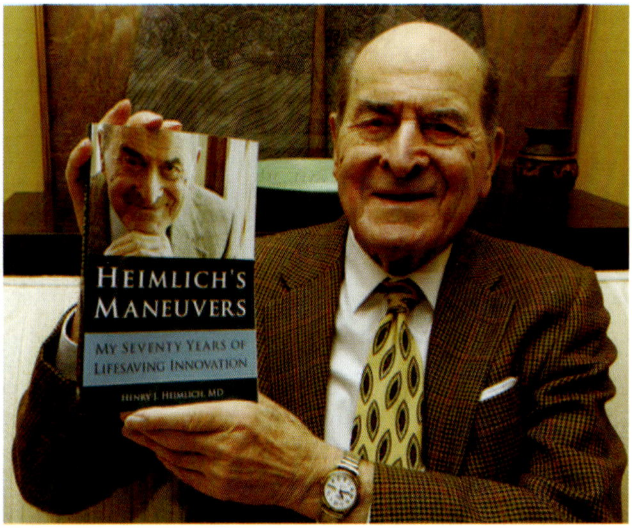

Figura 9.3 Dr. Henry Heimlich (arquivo do autor).

Qualquer pessoa que receba compressões abdominais para asfixia deve procurar atendimento médico tão logo quanto possível.

As etapas para o atendimento de primeiros-socorros em OVACE de adulto ou criança (Figura 9.4):

- Se suspeitar que alguém esteja engasgado, pergunte: Você está engasgado? Posso ajudar?
- Se a pessoa acenar que sim, diga a ela que você vai ajudar.
- Localize-se lateralizado ou ajoelhe-se com firmeza atrás da pessoa (dependendo do seu tamanho e do da pessoa asfixiada). Os braços pela cintura, com as mãos na frente.

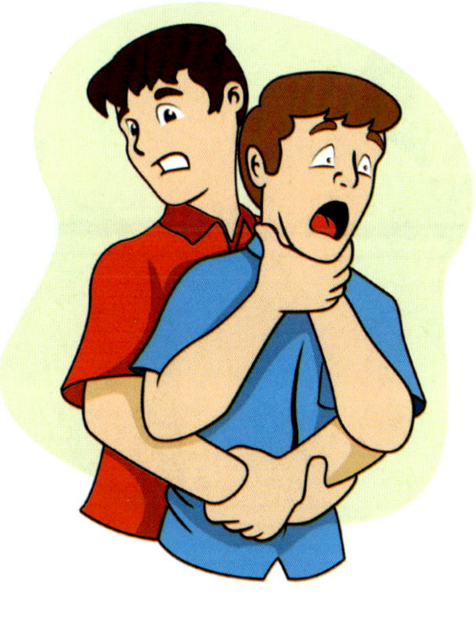

Figura 9.4 Manobra de Heimlich no adulto.

- Feche uma das mãos.
- Coloque o punho um pouco acima do umbigo e bem abaixo do esterno.
- Segure o punho com a outra mão e comprima rápido, para cima, sobre o abdome.
- Comprima até expelir o objeto e a pessoa conseguir respirar, tossir ou falar ou até ela ficar inconsciente.

Se a pessoa que apresenta obstrução total da via aérea estiver grávida ou for obesa, aplique compressões torácicas em vez de abdominais (Figura 9.5):

- Coloque os braços por baixo das axilas e as mãos na metade inferior do esterno;
- Puxe para trás para aplicar as compressões torácicas.

Quando um bebê apresenta obstrução total da via aérea, use golpes nas costas e compressões torácicas para ajudar a remover o objeto. Em bebê em asfixia, dê apenas golpes nas costas e compressões torácicas, pois as compressões do abdome de um bebê podem causar danos graves.

Atendendo o bebê com OVACE (Figura 9.6):

- Segure o bebê de barriga para baixo, apoiado no seu antebraço. Apoie a cabeça e a mandíbula do bebê com a mão.
- Dê até cinco pancadas nas costas com a base da outra mão entre as escápulas do bebê.
- Se o objeto não for expelido após cinco pancadas nas costas, vire o bebê de frente, sustentando a cabeça.
- Administre até cinco compressões torácicas com dois dedos da outra mão para comprimir o tórax no mesmo lugar em que ele é comprimido durante a RCP.
- Repita as cinco pancadas nas costas e as cinco compressões torácicas até o bebê respirar, tossir ou não responder.

Vítimas Obesas ou Grávidas

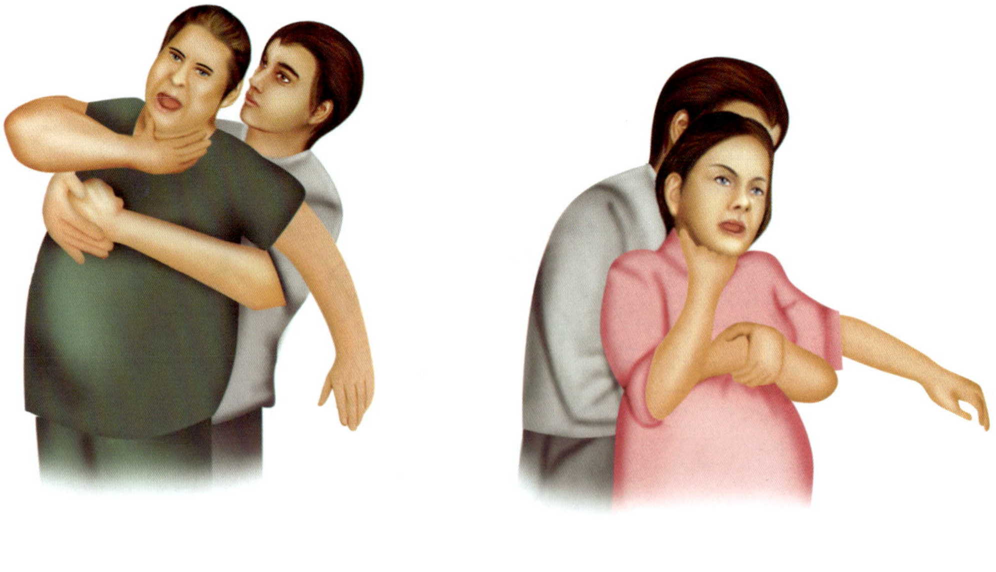

Figura 9.5 Manobra de Heimlich em adultos obesos ou grávidas.

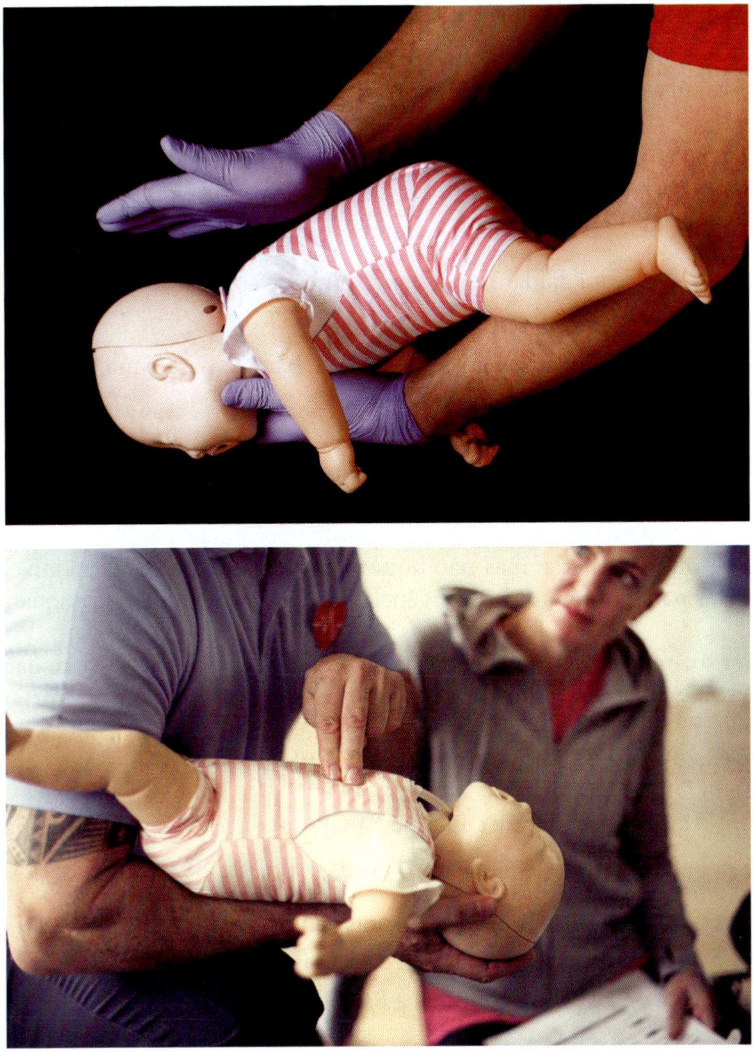

Figura 9.6 Manobra de Heimlich no bebê.

Se a vítima ficar inconsciente

Se não conseguir remover o objeto que obstrui a via aérea e a pessoa ficar inconsciente, sempre aplique a RCP. É muito importante administrar compressões e ventilações em alguém com obstrução total da via aérea que ficou inconsciente. A única diferença da sequência habitual está na avaliação da saída do corpo estranho, sempre antes de ventilar a vítima.

Primeiros-socorros para ajudar um adulto com obstrução total da via aérea que fica inconsciente:

- Grite por socorro;
- Ligue ou peça para alguém ligar para o número de emergência local e buscar o DEA. Coloque o telefone no viva voz para falar com o atendente;
- Aplique a RCP, começando pelas compressões;
- Após cada ciclo de 30 compressões, abra a via aérea para administrar as ventilações;

- Olhe dentro da boca. Se vir um objeto na boca, retire-o. Nunca procure com o dedo às cegas, pois o objeto pode se alojar mais profundamente na via aérea;
- Faça duas ventilações e, em seguida, repita 30 compressões.

Continue a RCP até que:

- A pessoa conseguir se mover, falar, piscar ou de alguma forma reagir;
- Alguém do suporte avançado chegar e assumir o socorro.

Primeiros-socorros para ajudar uma criança ou bebê com obstrução total da via aérea que fica inconsciente:

- Grite por socorro. Coloque a criança ou bebê de barriga para cima, em superfície firme e plana.
- Inicie a RCP, ligue para o número de emergência local e peça um DEA.
  - Se alguém se prontificar a ajudar e houver um telefone celular disponível, peça para que a pessoa ligue para o número de emergência local no telefone celular, coloque no modo de viva voz e peça para buscar um DEA, enquanto você inicia a RCP.
  - Se alguém oferecer ajuda, mas não houver um telefone celular disponível, peça para a pessoa ligar para o número de emergência local e buscar um DEA, enquanto você inicia a RCP.
  - Se estiver sozinho e tiver um telefone celular ou um telefone nas proximidades, ligue para o número de emergência local e coloque o telefone no modo viva voz enquanto você inicia a RCP.
  - Execute cinco ciclos de 30 compressões e 2 ventilações.
  - Busque um DEA.
  - Retorne à criança ou ao bebê e continue a RCP

Se estiver sozinho e não tiver um telefone celular:

- Execute cinco ciclos de 30 compressões e duas ventilações;
- Ligue para o número de emergência local e peça um DEA;
- Retorne à criança ou ao bebê e continue a RCP.

Se a criança for pequena ou bebê, e não estiver ferida e você estiver sozinho, após 5 ciclos de 30 compressões e duas ventilações, leve-a consigo para ligar para o número de emergência local e buscar o DEA.

- Forneça a RCP;
- Aplique 5 ciclos de 30 compressões e duas ventilações;
- Após cada ciclo de 30 compressões, abra a via aérea para administrar as ventilações;
- Olhe dentro da boca. Se vir um objeto na boca, retire-o;
- Administre duas ventilações;
- Prossiga com a RCP e continue olhando dentro da boca após cada ciclo de compressões até a criança ou se mover, chorar, falar, piscar ou de alguma forma reagir;
  - Espere alguém do suporte avançado chegar e assumir o socorro.

capítulo 10

Circulação e Parada Cardiorrespiratória (PCR)

Conceitos e Definições

O sistema circulatório é responsável por prover o sangue oxigenado a todos os órgãos e sistemas do corpo humano. No centro do sistema circulatório, o coração exerce a função de bomba propulsora do volume sanguíneo, encaminhando o sangue oxigenado dos pulmões, bem como o impulsionando para esta oxigenação.

Nos pulmões ocorre a troca gasosa, com o gás carbônico produzido no corpo e transportado por meio das células sanguíneas e trocado pelo oxigênio. O sangue oxigenado retorna ao coração e, em seguida, é enviado às áreas corporais. Os órgãos vitais que precisam de fluxo constante de oxigênio são o próprio coração, o cérebro e as glândulas suprarrenais. Há uma "reserva" funcional de oxigênio de cerca de 4 a 6 minutos de duração em hipóxia (falta total de oxigênio), caso ocorra integridade pulmonar e capacidade respiratória adequada.

Há uma forte relação entre o cérebro e as funções respiratórias e circulatórias:

- Quando a respiração cessa, o sangue circulante tem reserva funcional baixa de oxigênio, capaz de atender às demandas básicas por pouco tempo.
- Sem oxigênio suficiente, o cérebro deixa de comandar as funções corporais. O batimento cardíaco fica irregular, depois lento e, finalmente, deixa de existir.
- Quando o coração para, o suprimento de oxigênio no cérebro estará esgotado entre 4 a 6 minutos.

PARADA CARDIORRESPIRATÓRIA (PCR)

Chamamos de parada cardiorrespiratória a interrupção súbita da atividade ou capacidade do coração em bater (atividade contrátil). Os sinais de PCR são:

- Ausência de respostas do paciente;
- Ausência de respiração;
- Ausência de pulso ou outro sinal de circulação.

A ressuscitação cardiopulmonar (RCP) refere-se a um conjunto de manobras ou procedimentos de emergência que envolvem a aplicação de compressões externas no tórax e ventilações ("massagem cardíaca e ventilação").

A PCR é um evento de alta prevalência em todo o mundo, a despeito dos avanços em ressuscitação cardiopulmonar; são mais de 3 milhões de casos anuais, cerca de 30 por semana por milhão de habitantes em todos mundo. No Brasil, estima-se que a cada de 2 minutos alguém tem uma PCR. Cerca de 70% das PCRs que ocorrem fora do hospital acontecem em casa e menos de 5% conseguem sobreviver, se não adequadamente atendidos.

O reconhecimento precoce e a RCP (ressuscitação cardiopulmonar) são fundamentais para o indivíduo sobreviver a uma PCR. Ao aprender a administrar uma RCP de alta qualidade, você terá o conhecimento e as habilidades necessárias para ajudar a salvar uma vida.

SEQUÊNCIA DE ATENDIMENTO DE UMA PCR

Abordagem inicial: identificando a PCR

Ao encontrar um adulto com suspeita de PCR, siga estas recomendações para avaliar a emergência e obter ajuda:

Verifique se o local é seguro: antes de avaliar a pessoa, verifique se o local é seguro. Olhe em volta para ver se há algo que possa feri-lo. Se você também se ferir, não poderá ajudar. Alguns locais que podem ser inseguros, como:

- Rua ou estacionamento movimentado;
- Área onde a rede elétrica esteja caída;
- Recinto com gases venenosos.

Verifique a consciência da pessoa:

- Toque a pessoa e grite (para verificar se ela está consciente);
- Incline-se sobre a pessoa ou ajoelhe-se ao lado dela. Toque seus ombros e pergunta se ela está bem (Figura 10.1);
- Se a pessoa se mover, falar, piscar ou, de alguma forma, reagir quando tocada, significa que ela está consciente; pergunte, então, se ela precisa de ajuda.
- Se a pessoa não se mover, não falar, não piscar nem reagir quando tocada, então ela está inconsciente. Grite por socorro, para que, se houver outras pessoas por perto, elas possam ajudar.

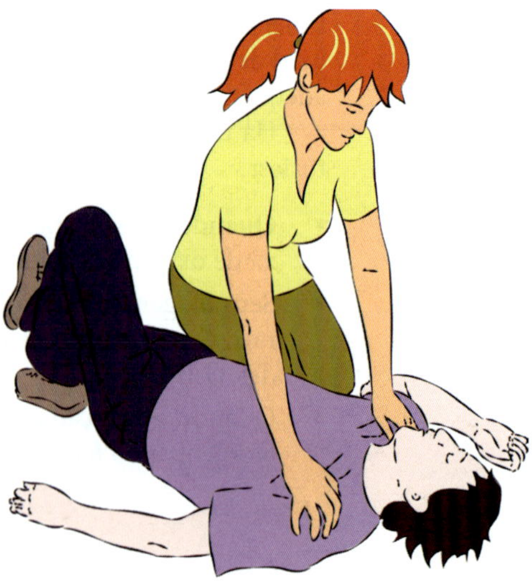

Figura 10.1 Toque os ombros da pessoa.

Em uma emergência, quanto mais cedo se perceber o problema e pedir ajuda, melhor será para a pessoa em PCR. Quanto mais pessoas ajudarem, pode-se prestar melhor socorro.

- Ligue ou peça a alguém para ligar para o número de emergência local (no Brasil, habitualmente é o número 192) e busque um DEA (Desfibrilador Externo Automático).
- Se estiver sozinho e tiver um telefone celular ou um telefone nas proximidades, coloque-o no modo viva-voz e ligue para o número de emergência local.
- Verifique a respiração: examine da cabeça ao tórax repetidamente, por pelo menos 5 segundos (mas não mais que 10 segundos), e observe se o tórax se eleva e se contrai. Se a pessoa não respirar normalmente ou apresentar apenas *gasping*, ela precisa de RCP (Figura 10.2).

O *gasping* se refere à respiração agônica. Normalmente se apresenta nos primeiros minutos após a PCR. Geralmente uma pessoa com *gasping* parece inspirar o ar com rapidez. Ela pode abrir a boca e mexer a mandíbula, a cabeça ou pescoço. O *gasping* pode soar como um suspiro, ronco ou gemido, ser vigoroso ou fraco.

Observação: Se você suspeitar que alguém precisa de RCP, mas não tiver certeza, administre a RCP, pois você pode salvar uma vida. É muito pouco provável que a RCP cause algum dano se a pessoa não estiver em PCR. É melhor administrar a RCP a alguém que não necessita do que não administrar a alguém que necessita.

Se você for profissional da Saúde, verifique o pulso e a respiração; isso pode ser realizado simultaneamente.

Para avaliar o pulso:

- Adulto ou criança (1 ano ou mais): verifique o pulso carotídeo;
- Bebê (1 meses a 1 ano): verifique o pulso braquial.

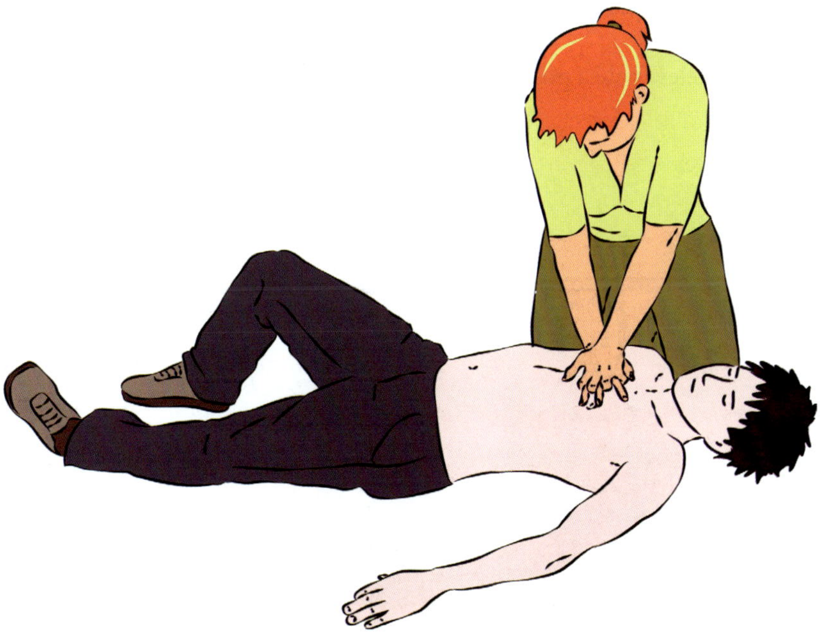

Figura 10.2 Respiração cardiopulmonar (RCP).

Na ausência de pulso e respiração, posicione o paciente deitado de costas sobre uma superfície rígida e inicie a RCP. Confirme se o socorro já foi pedido, se o pessoal do serviço médico de emergência dispõe de suporte avançado de vida e se chegará ao local da ocorrência com o material adequado para desfibrilação, oxigenação e ventilação, enquanto mantém a RCP.

O paciente deve estar sobre uma superfície firme, por exemplo, o chão. Isto é necessário para que a RCP seja eficiente. Se o paciente estiver na cama, mova-o para o piso ou coloque uma tábua atrás das suas costas. Mas não atrase a RCP, tentando encontrar uma tábua.

■ ADMINISTRANDO COMPRESSÕES

A compressão é o ato de comprimir o tórax com força e rapidez. Ao comprimir o tórax você bombeia sangue para o cérebro e o coração, para fornecer compressões de alta qualidade:

- Aplique compressões suficientemente profundas;
- Aplique compressões suficientemente rápidas: tente atingir no mínimo 100 compressões por minuto (idealmente de 100 a 120 comp/min);
- Deixe o tórax se elevar até a posição normal após cada compressão;
- Tente não interromper as compressões por mais de 10 segundos, mesmo quando administrar ventilações.

Passo a Passo para Administrar Compressões em Adultos

- A pessoa deve estar deitada, com as costas sobre uma superfície firme e plana;
- Retire rapidamente as roupas que atrapalharem;
- Coloque a base de uma das mãos no centro do tórax (sobre a metade inferior do esterno); Coloque a outra mão em cima da primeira (Figura 10.3);
- Comprima pelo menos 5 cm;
- Comprima a uma frequência de 100 a 120 compressões por minuto. Conte as compressões em voz alta;
- Deixa o tórax se elevar até a posição normal após cada compressão.

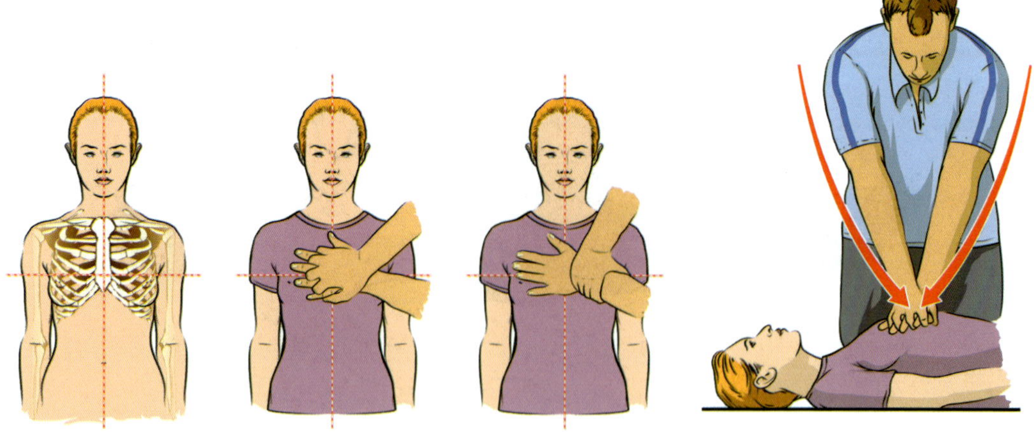

Figura 10.3 Posição da mão.

- Não interrompa as compressões por mais de 10 segundos, mesmo quando administrar ventilações.

  * Veja o Capítulo 9, Vias aéreas e respiração.

Para realizar compressões torácicas corretamente, é necessário muito esforço. Quanto mais cansado você estiver, menos eficazes serão as compressões.

Se alguém mais souber como administrar a RCP, é aconselhável o revezamento dos socorristas a cada 2 minutos, aproximadamente, ou menos, para evitar o cansaço.

TÉCNICA DE COMPRESSÃO TORÁCICA

- Mantenha as bases das mãos juntas, uma em cima da outra, e os dedos retos.
- Mantenha os dedos esticados ou entrelaçados. Para alguns socorristas, segurar o punho da mão que fará a compressão torácica facilita a realização da técnica. Pratique as diferentes posições para identificar aquela que é mais confortável para você.
- Mantenha os cotovelos esticados. Não dobre os cotovelos durante as compressões e descompressões.
- Posicione-se, projetando a linha dos seus ombros exatamente acima da direção da linha mediana do tórax do paciente (Figura 10.4). Mantenha seus joelhos afastados (distância correspondente à largura dos ombros do socorrista) e firmes sobre o piso.

Faça as compressões perpendiculares ao tórax do paciente e aplique força suficiente para, no paciente adulto, abaixar o externo de 5 a 6 cm. Para a RCP tornar-se mais efetiva e menos cansativa para o socorrista, utilize o movimento corporal de vai e vem, flexionando o tronco a partir da articulação do quadril. Faça as compressões torácicas numa frequência de aproximadamente 100 a 120 por minuto.

Descomprima completamente o tórax para permitir o enchimento do coração. Não dobre os cotovelos durante esta fase. Não retire suas mãos do ponto da massagem cardíaca.

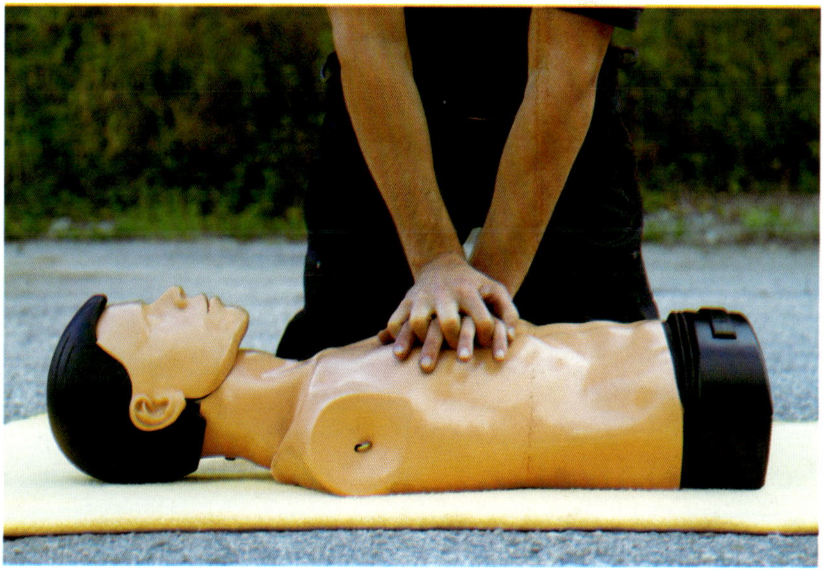

Figura 10.4 Compressão torácica externa.

CICLOS DE COMPRESSÃO E VENTILAÇÃO

- Execute ciclos de 30 compressões e duas ventilações.
- Após 30 compressões, administre duas ventilações (abra a via aérea do paciente e administre duas ventilações, durante um segundo para cada, e observe se o tórax se eleva a cada ventilação).
- Tente não interromper as compressões por mais do que 10 segundos.

capítulo 11

Desfibrilador Externo Automático (DEA)

Definição e Conceitos

A parada cardiorrespiratória (PCR) é um evento súbito e inesperado em que o coração, repentinamente, deixa de bombear de maneira eficaz, por disfunção do sistema elétrico cardíaco, saindo do ritmo cardíaco normal sinusal (Figura 11.1) para um evento conhecido como fibrilação ventricular (Figura 11.2). Cerca de 85% dos casos de PCR em adultos ocorrem devido à fibrilação ventricular. A sobrevivência de uma vítima de parada cardíaca súbita depende da ressuscitação cardiopulmonar imediata e o restabelecimento da atividade elétrica organizada do coração ocorre por meio da realização da aplicação de choque de corrente contínua, em um procedimento conhecido como desfibrilação.

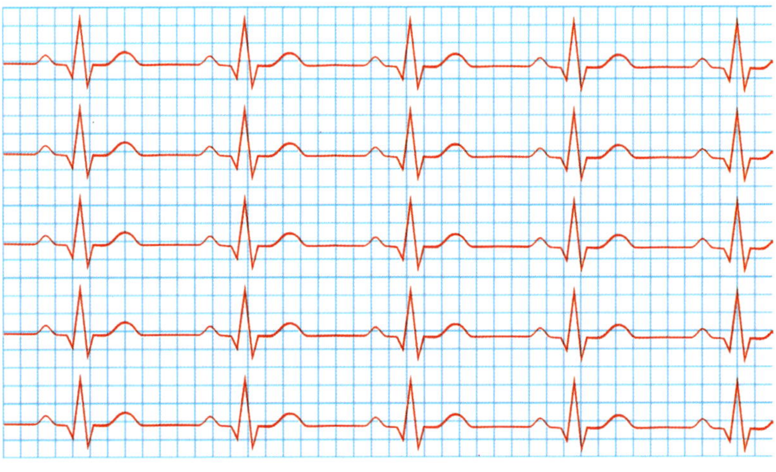

Figura 11.1 Ritmo sinusal.

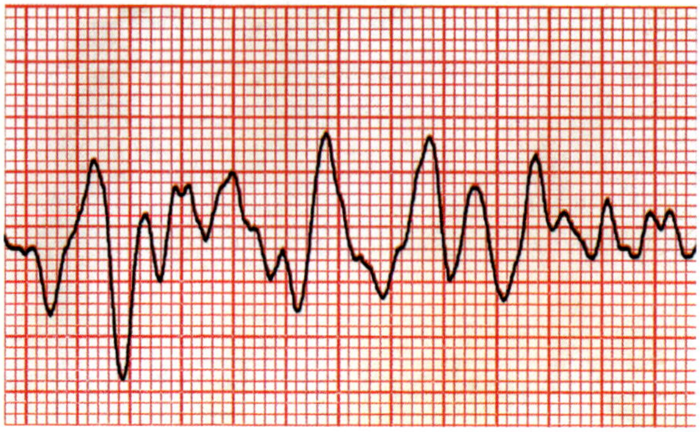

Figura 11.2 Fibrilação ventricular.

O uso de um desfibrilador nos primeiros minutos depois do colapso pode melhorar significativamente a probabilidade de sobrevivência do paciente. Em geral, os desfibriladores manuais são equipamentos encontrados em hospitais, mas para maior eficiência dos procedimentos de RCP, é fundamental que manobras possam ser efetuadas fora do ambiente hospitalar, no próprio local de ocorrência da PCR, e não necessariamente com a presença de médicos. Para tal, é fundamental permitir que a desfibrilação possa ser realizada em qualquer lugar e com o mínimo de treinamento nos chamados programas de acesso público à desfibrilação, com uso de desfibriladores externos automáticos.

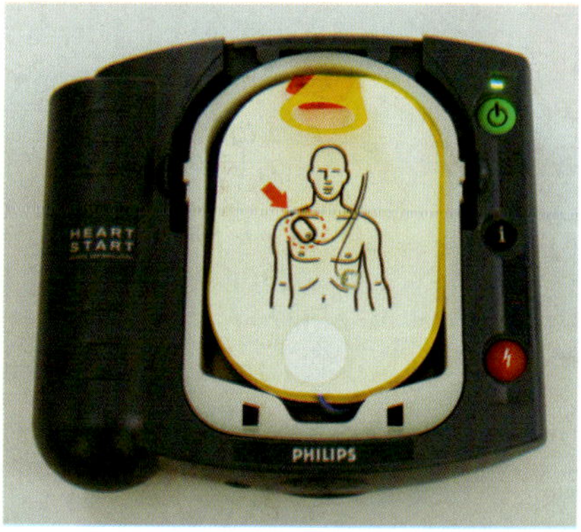

Figura 11.3 Desfibrilador externo automático (DEA).

O desfibrilador automático externo (DEA) (Figura 11.3) é um aparelho eletrônico portátil que diagnostica automaticamente arritmias cardíacas letais, conhecidas como fibrilação ventricular e taquicardia ventricular (Figura 11.4 e 11.5). Além de diagnosticar, ele é capaz de tratá-las por meio da desfibrilação, na qual uma aplicação de corrente elétrica contínua inibe a arritmia, permitindo que o sistema elétrico do coração normal possa retornar o comando do ciclo cardíaco.

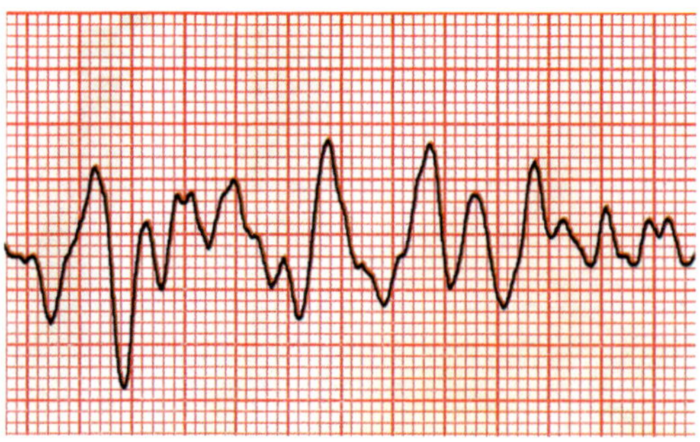

Figura 11.4 Fibrilação ventricular.

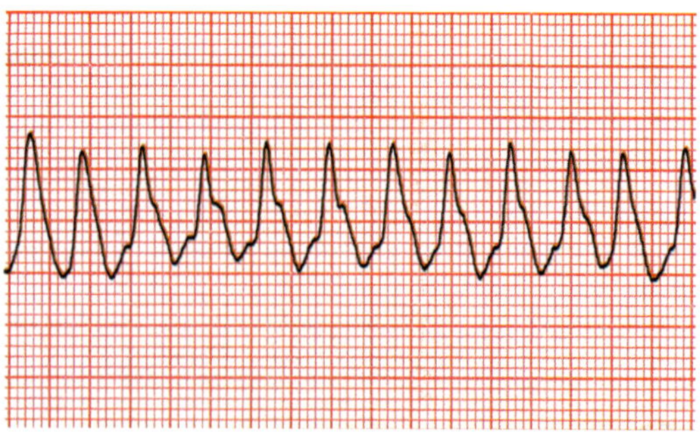

Figura 11.5 Taquicardia ventricular.

Desde 1992, a *American Heart Association* (AHA) tem desenvolvido o conceito de corrente/cadeia de sobrevivência, que preconiza uma série ordenada e encadeada de procedimentos durante o atendimento a uma parada cardiopulmonar. A corrente/cadeia de sobrevivência está atualmente disposta em um formato para PCR extra e intra-hospitalar. Para fins de primeiros-socorros, a cadeia extra-hospitalar aplica-se melhor (Figura 11.6) e é composta de cinco elos. Para o sucesso na RPC, ambos os formatos são importantes. Inclui: acesso rápido, que visa o reconhecimento e a comunicação imediata da ocorrência, para obter ajuda; ressuscitação cardiopulmonar (RCP) rápida; ventilação e circulação sanguínea, que devem ocorrer tão breve quanto possível; desfibrilação rápida com a identificação e o tratamento da FV; aplicação das técnicas do suporte avançado de vida (SAVC); e, por fim, cuidados integrados pós-PCR.

A desfibrilação rápida é o terceiro elo da cadeia da sobrevivência e que oferece, ao lado da RCP de alta qualidade, as maiores probabilidades de melhorar as taxas de sobrevivência. O intervalo de tempo entre a perda da consciência e a desfibrilação é a variável mais importante para a reversão bem-sucedida da FV a um ritmo normal e pode ser determinante na chance de sobrevivência da vítima de PCR.

Os DEAs são seguros, precisos e fáceis de usar. Ao ligar o DEA, basta seguir suas ordens verbais, pois o equipamento analisa a necessidade de choque e automaticamente o carrega para aplicação em carga adequada.

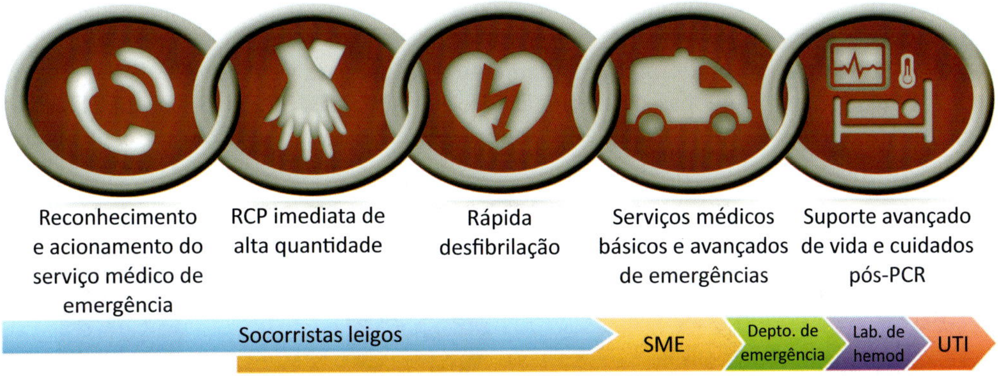
Reconhecimento e acionamento do serviço médico de emergência
RCP imediata de alta quantidade
Rápida desfibrilação
Serviços médicos básicos e avançados de emergências
Suporte avançado de vida e cuidados pós-PCR
Socorristas leigos
SME
Depto. de emergência
Lab. de hemod
UTI

Figura 11.6 Corrente de sobrevivência a PCR extra-hospitalar da AHA.

■ UTILIZANDO UM DEA

Ligar o DEA

O DEA é autoexplicativo; basta ligá-lo no botão ON ou levantar a tampa (Figura 11.7). Ao ligar o DEA, você ouvirá avisos que informarão tudo o que você precisa fazer.

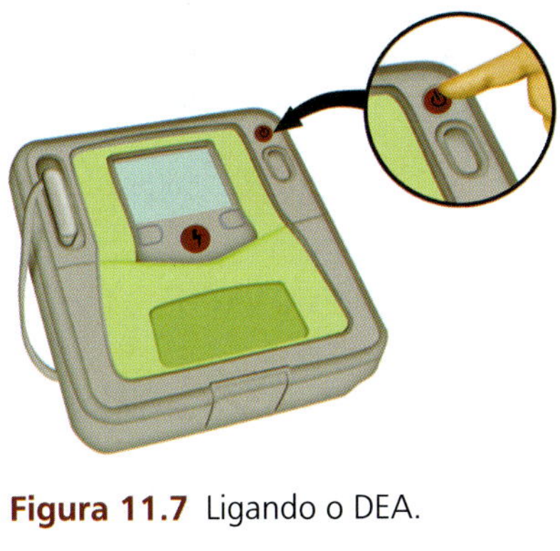

Figura 11.7 Ligando o DEA.

Posicionar as Pás ou Eletrodos

Os DEAs podem ter pás ou eletrodos pediátricos e para adultos (Figura 11.8). Use as pás para adultos em pessoas com mais de 8 anos de idade ou já com sinal de puberdade (pelos nos meninos e seios nas meninas).

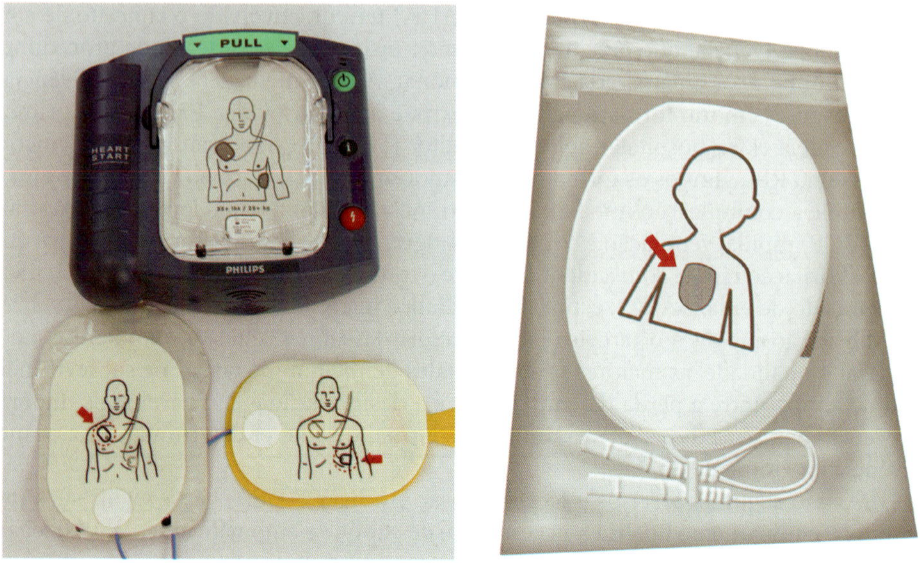

Figura 11.8 Pás ou eletrodos adultos e pediátricos.

As pás devem ser posicionadas de acordo com os desenhos de posição que estas próprias pás já trazem (Figura 11.9).

Antes de colocar as pás, examine rapidamente a pessoa para verificar se existem situações especiais que possam exigir passos adicionais. Veja as situações especiais a seguir. Descole o revestimento das pás. Seguindo as imagens que constam nas pás, fixe-as ao tórax desnudo do paciente.

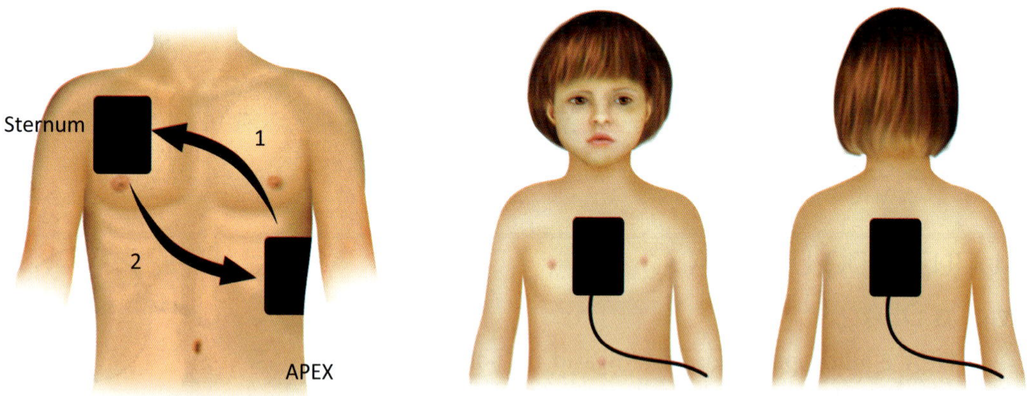

Figura 11.9 Posição da pás.

Isole a vítima para análise de ritmo

Seguindo as orientações verbais do DEA (Figura 11.10), não toque na vítima durante a análise do ritmo; caso este comando não seja obedecido, o DEA emitirá novo comando, orientando que um movimento foi detectado e que devem ser parados quaisquer movimentos para análise do ritmo cardíaco.

Isole a vítima em caso de recomendação de choque

Deixe o DEA analisar o ritmo cardíaco. Se o aparelho recomendar um choque, ele alertará para que todos se afastem da pessoa. Nesse caso, diga em voz alta: "Afastem-se!". Certifique-se de que ninguém esteja tocando a pessoa antes de pressionar o botão "SHOCK" (Figura 11.11).

Assim que o DEA aplicar o choque, retorne imediatamente às compressões torácicas externas das manobras de RCP.

Continue a seguir as instruções do DEA, que orientarão, a cada dois minutos, a interrupção das manobras de RCP para reanálise do ritmo cardíaco e avaliação de possível novo choque.

Forneça a RCP e atenda aos comandos do DEA até a chegada de alguém que possa revezar com você na administração da RCP.

Se a vítima começar a se mover, falar, piscar ou, de alguma forma, reagir, fique ao lado dela até a chegada do suporte médico avançado.

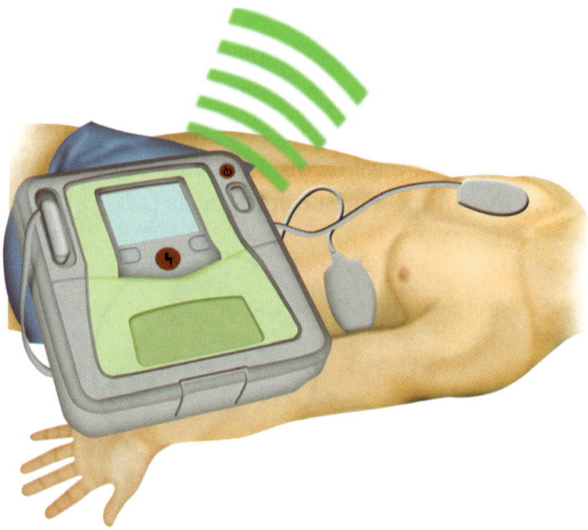

Figura 11.10 Orientação verbal do DEA.

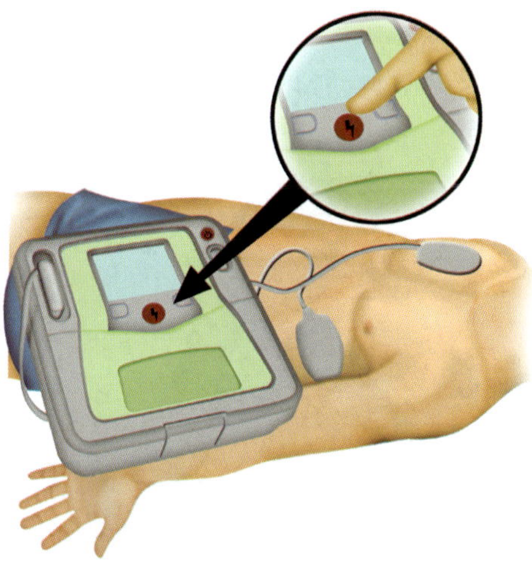

Figura 11.11 Aplicando o choque.

SITUAÇÕES ESPECIAIS

Existem situações especiais que talvez devam ser consideradas antes de colocar as pás do DEA. Antes de aplicar as pás, examine a pessoa rapidamente, para verificar a presença de alguma dessas situações:

- Se a vítima tiver pelos no tórax que possam impedir a fixação das pás, depile rapidamente a área em que você aplicará as pás usando o barbeador que se encontra dentro do estojo do DEA (Figura 11.12).
- Se a vítima estiver dentro da água, transferi-la rapidamente para uma área seca.
- Se a vítima estiver deitada sobre a neve ou em uma pequena poça d'água, use o DEA (não há necessidade de o tórax estar completamente seco). Se o tórax estiver coberto com água ou suor, enxugue-o rapidamente antes de colocar as pás.
- Se a vítima tiver água sobre o tórax (Figura 11.13), seque rapidamente o tórax antes de colocar as pás.
- Se tiver um desfibrilador com marca-passo implantado, não coloque as pás do DEA diretamente sobre o dispositivo implantado; siga os passos normais de operação do DEA.
- Se tiver um adesivo com medicamento no local de fixação das pás do DEA, não coloque as pás do DEA diretamente sobre o adesivo com medicamento; use luvas de proteção, remova o adesivo com medicamento, limpe a área e coloque as pás do DEA.

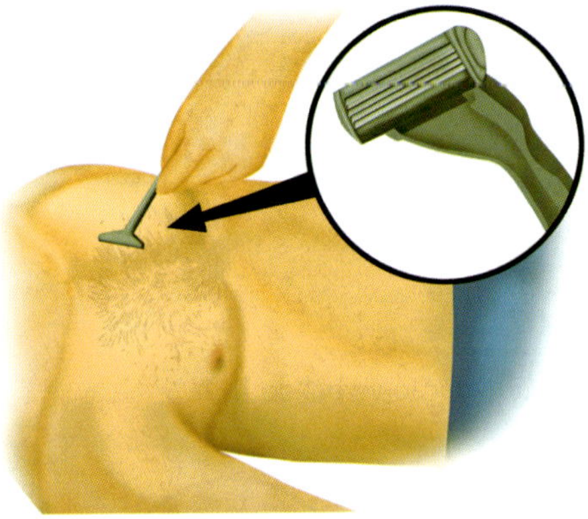

Figura 11.12 Retirada de pelos do tórax.

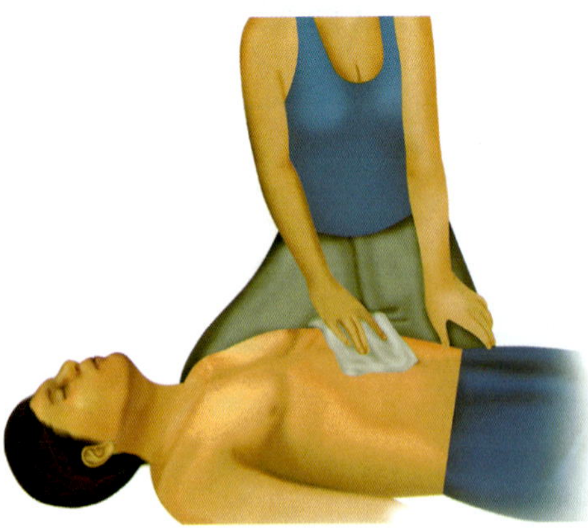

Figura 11.13 Secar o tórax rapidamente.

LEMBRETE

Etapas para o Uso de DEA em Adultos

Ligue o DEA e siga as instruções:

- Para ligá-lo, pressione o botão "ON" ou levante a tampa:
  - Siga as instruções, que informaram tudo o que você precisa fazer;
  - Fixe as pás para adultos;
  - Use as pás para adultos em pessoas com 8 anos de idade ou mais;
  - Descole o adesivo das pás;
  - Seguindo as imagens que constam nas pás, fixe-as ao tórax desnudo da pessoa;
  - Deixe o DEA analisar;
  - Diga em voz alta "Afastem-se!" e certifique-se de que ninguém esteja tocando a pessoa;
  - O DEA analisará o ritmo cardíaco;
  - Se não houver necessidade de choque, reinicie a RCP;
  - Aplique o choque, se necessário;
  - Diga em voz alta "Afastem-se!" e certifique-se de que ninguém esteja tocando a pessoa;
  - Pressione o botão "SHOCK" (CHOQUE);
  - Reinicie a RCP imediatamente.

3

Seção

Emergências Clínicas

capítulo 12

Hipoglicemia

Definição e Conceitos

Hipoglicemia é um distúrbio provocado pela baixa concentração de glicose (açúcar) no sangue, que pode afetar pessoas portadoras de diabetes ou não.

São cinco as causas principais para redução da glicemia.

MEDICAMENTOS

A maior incidência de hipoglicemia ocorre em diabéticos. O uso de insulina e de outros medicamentos no tratamento da doença, na tentativa de diminuir os níveis de glicose no sangue e mantê-los pode reduzir demais as taxas em algumas situações.

ALIMENTAÇÃO

E relevante conhecer os prós e os contras do padrão alimentar diário. Comer bem e na quantidade certa é fundamental para a manutenção das taxas de glicemia em níveis adequados. Quando um diabético reduz (sem orientação médica) a ingestão de alimentos com o objetivo de emagrecer, geralmente fica propenso a desenvolver hipoglicemia em algum momento. Outro ponto é que, após o uso da insulina, se a alimentação for abaixo do normal, haverá propensão à redução nos níveis de glicose.

DOENÇAS

Algumas doenças também são causadoras de hipoglicemia. Em pessoas com doenças hepáticas, como cirrose, câncer ou hepatite viral, aliadas a momentos prolongados de jejum, pode ocorrer de o fígado não conseguir armazenar as quantidades de glicose suficientes.

ATIVIDADE FÍSICA

A prática de exercícios físicos está diretamente ligada à vida saudável. Além de fazer bem para o corpo e para a alma, exercitar-se é considerado um dos fatores que conduzem à longevidade. Todavia, é preciso que essa prática seja acompanhada de perto por médicos e educadores físicos, para que seja estabelecida a intensidade adequada para cada pessoa. O aumento exagerado deste tipo de atividade gera a diminuição excessiva das taxas de glicose no sangue.

INGESTÃO EXCESSIVA DE ÁLCOOL

O álcool influencia na atividade de diversas enzimas hepáticas. O fígado atua no controle dos níveis de açúcar. Ele libera glicose no sangue vinda dos estoques de glicogênio hepático. Quando a pessoa ingere álcool em quantidade acima da média, o fígado tem a sua atuação prejudicada. E é importante salientar que os efeitos produzidos não passam rapidamente, pois é necessário um tempo considerável para o organismo metabolizar e eliminar o álcool e, com isso, contribuir para que o fígado restabeleça seu funcionamento normal.

A glicemia pode estar reduzida habitualmente nos casos da pessoa com diabetes não ter se alimentado ou vomitar, não tiver ingerido comida suficiente, e injetar muita insulina. Também pode ocorrer em pessoas que não tem diabetes e ficam longos períodos em jejum ou praticam atividades físicas intensas.

Identificação de Hipoglicemia

- Suores;
- Tremores;
- Nervosismo;
- Calor;
- Fome;
- Taquicardia (coração acelerado);
- Dormência nos lábios ou membros;
- Dor de cabeça;
- Confusão mental.

Atendimento Inicial de Uma Pessoa Consciente e Com Hipoglicemia

- Se a pessoa não conseguir sentar-se e engolir, ligue ou peça para ligarem para o número de emergência local. Não ofereça nada para a pessoa comer ou beber.
- Se a pessoa conseguir sentar-se e engolir, peça para que ela coma ou beba algo com açúcar, que possa restaurar rapidamente seus níveis de glicemia. Por exemplo: comprimidos de glicose, suco de laranja, balas de mascar, jujubas, frutas secas, refrigerantes não dietéticos.
- Deixe-a sentada ou deitada, quieta.
- Se a pessoa não melhorar em 15 minutos, ligue ou peça para ligarem para o número de emergência local.

capítulo 13

Convulsões

Definição e Conceitos

Uma convulsão é uma atividade elétrica anormal do cérebro, que pode produzir desde uma leve alteração ou uma lacuna de consciência até sua perda total, acompanhada de espasmos musculares involuntários localizados ou generalizados.

As convulsões geralmente aparecem subitamente ou acompanhadas de sintomas prévios (áureas) e variam em duração e gravidade, de poucos minutos até horas, em casos mais graves. As convulsões podem estar associadas à epilepsia, mas também podem ser causadas por traumatismo craniano, hipoglicemia, hipoxigenação, lesões relacionadas com o calor, envenenamento ou parada cardiorrespiratória.

IDENTIFICAÇÃO

Os sinais de convulsão podem variar. Durante a convulsão (Figura 13.1), o indivíduo pode:

- Perder o controle muscular;
- Tremer intensamente os braços, as pernas e, às vezes, outras partes do corpo;
- Cair ao solo;
- Ficar inconsciente;
- Salivar excessivamente;
- Liberar os esfíncteres (micção, evacuação);
- Morder a língua, a bochecha ou a boca.

Convém citar que nem todos os quadros convulsivos são desta forma. Algumas pessoas podem ficar inconscientes, ter o olhar fixo e perder o contato com o ambiente de forma temporária.

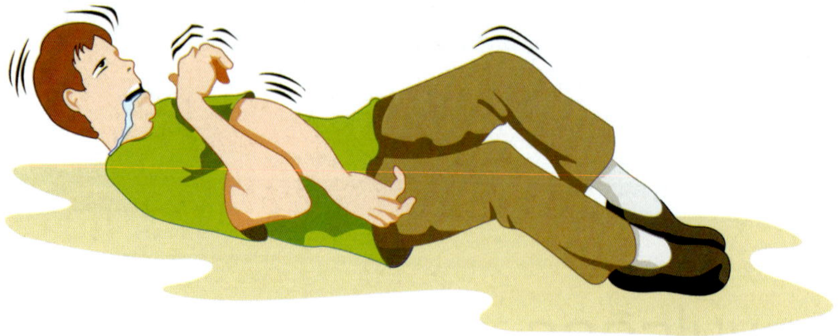

Figura 13.1 Sinais de convulsão.

CUIDADOS E SUPORTE

Dos primeiros-socorros, o mais importante numa convulsão é a proteção do indivíduo contra lesões. Há alguns mitos sobre o que fazer para ajudar alguém em convulsão, o que pode estender a lesão, como, por exemplo, tentar segurar a vítima ou mesmo colocar algo na boca para evitar a mordedura. Na ansiedade de cuidar, pode-se, de fato, aumentar a chance de lesão.

A Figura 13.2 resume os principais pontos para atender a uma convulsão.

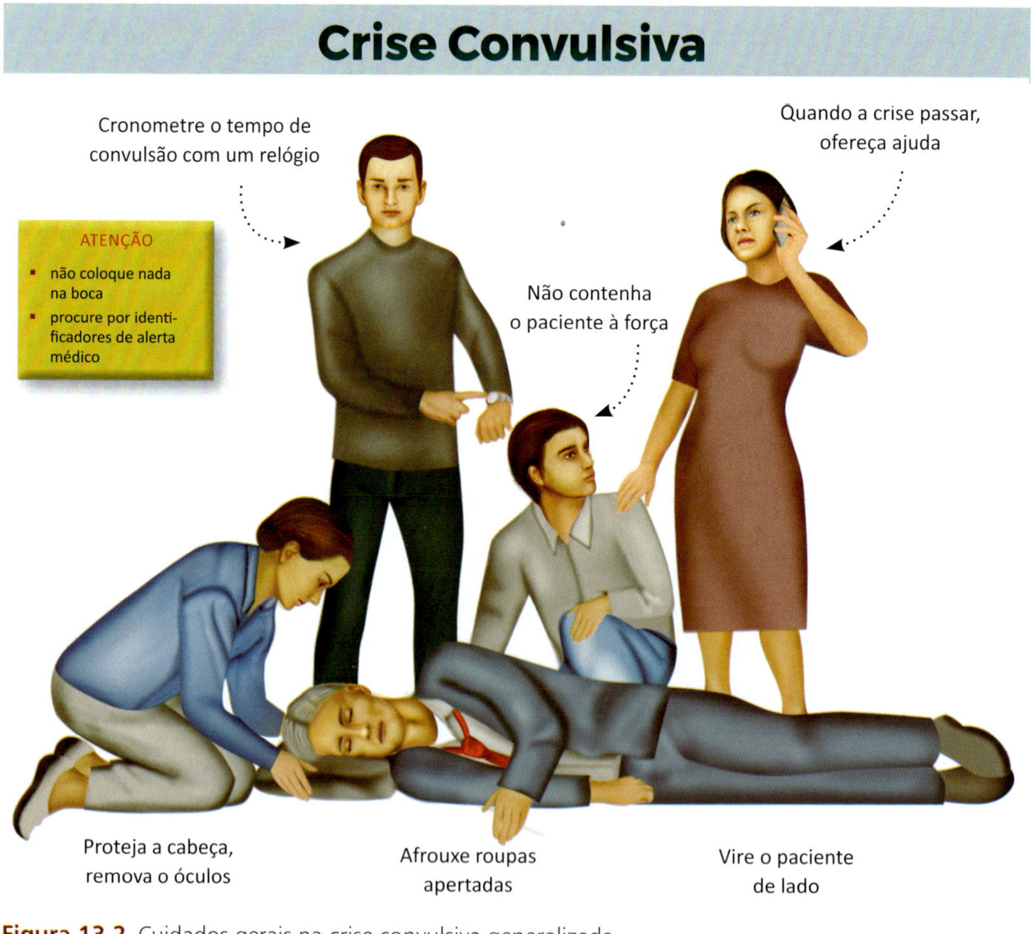

Figura 13.2 Cuidados gerais na crise convulsiva generalizada.

Durante a convulsão:

- Retire ou afaste móveis e outros objetos que possam oferecer risco de lesão ao indivíduo.
- Posicione algo que possa proteger a cabeça da vítima, evitando que esta a machuque no solo (almofada ou toalha).
- Não coloque nada na boca da vítima.
- Não contenha a vítima.
- Cronometre o tempo de convulsão: esta informação será importante para o Departamento de Emergência ou o médico do SAMU que atenderá a vítima.
- Ligue para 192 e busque o *kit* de primeiros-socorros, se disponível.
- Caso manuseie algum tipo de secreção (saliva, sangue, urina), não se esqueça de utilizar EPI ou higienizar a pele/mucosa em contato o mais breve possível, seguindo as orientações descritas no Capítulo 4 (EPI – Equipamento de Proteção Individual e Higiene das Mãos).

Após a convulsão:

- Verifique rapidamente se o indivíduo está consciente e respirando.
- Permaneça com a vítima até que alguém com treinamento mais avançado chegue e assuma o socorro.
- Se vítima tiver dificuldade de respirar com risco de aspiração de vômito ou fluido na boca, deitá-a de lado (Figura 13.3).
- Se a vítima estiver inconsciente e não respirar normalmente ou tiver *gasping*: iniciar imediatamente a RCP com compressões torácicas e solicitar ajuda/ ligar para 192, além de buscar um desfibrilador externo automático (DEA).

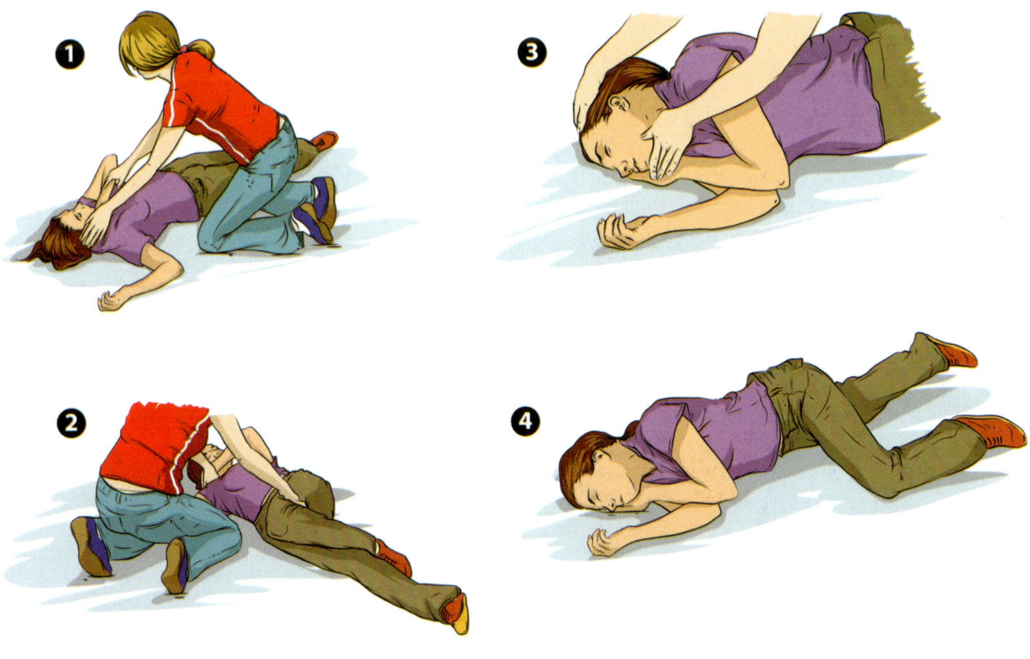

Figura 13.3 Sequência para posição de conforto ou recuperação.

capítulo 14

Acidente Vascular Cerebral/Encefálico (AVC/AVE)

Definição e Conceitos

O acidente vascular cerebral ou encefálico (AVC/AVE) é uma emergência médica comum que pode exigir habilidades em primeiros-socorros. Os AVCs ocorrem quando há interrupção do fluxo de sangue em uma parte do cérebro; isso pode acontecer quando um vaso sanguíneo no cérebro rompe-se ou está ocluído/obstruído por algo.

Os AVCs podem ser isquêmicos (por oclusão da passagem de sangue) ou hemorrágicos (por ruptura e sangramento). Há, ainda, os acidentes isquêmicos transitórios em que a deficiência neurológica e provisória é revertida em prazo inferior a 24hs.

A grande maioria dos AVCS é isquêmica e há tratamento nas primeiras horas (3 a 4, 5h) após a ocorrência, reduzindo os danos e melhorando a recuperação do paciente. Por isso é importante reconhecer rapidamente os sinais de AVC e obter cuidados médicos imediatos para definir a possibilidade de retorno do fluxo sanguíneo cerebral.

IDENTIFICAÇÃO DE UM AVC

O Que Identificar

- Redução da força ou amortecimento súbito da face, braço ou perna, especialmente em um dos lados do corpo.
- Confusão mental súbita, dificuldade de fala ou compreensão.
- Dificuldade súbita de visão para um ou os dois olhos.
- Dificuldade súbita para caminhar, tontura, perda do equilíbrio ou da coordenação motora.
- Cefaleia intensa e súbita sem causa conhecida.

As Escalas

Os métodos adaptados a partir da escala de Cincinatti (Figura 14.1) são utilizados, tais como:

- **Método FAST:** use o método FAST (do inglês: *Face, Arm, Speech, Time*) para reconhecer e lembrar-se dos quatro sinais de alerta de um AVC. O FAST tem um método modificado, também definido como BEFAST (Figura 14.2), que engloba a avaliação *Balance e Eyes* para avaliar quadros de alterações no equilíbrio e no campo visual.
- **No Brasil, o Método SAMU:** Sorria, Abrace, Música e Urgência (Figura 14.3) tem sido adotado para divulgação à comunidade e auxílio na triagem hospitalar.

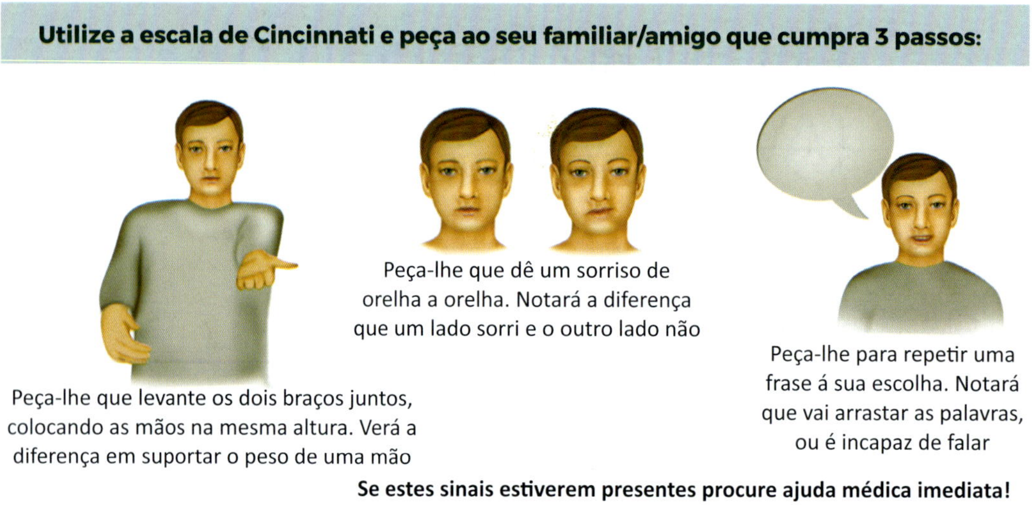

Figura 14.1 Escala de Cincinatti.

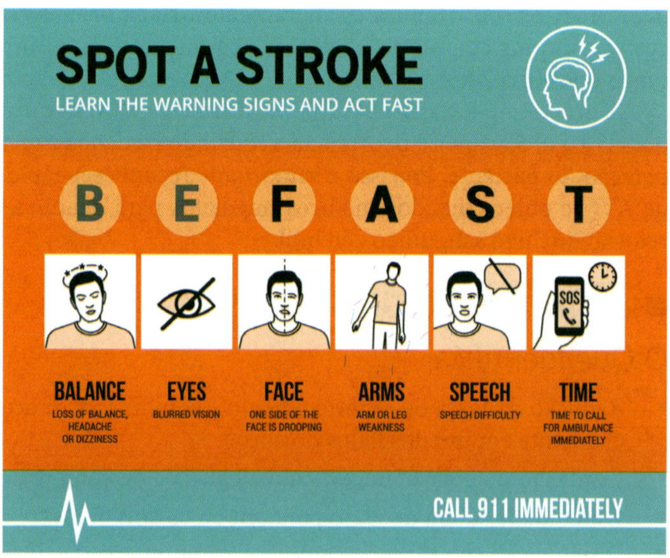

Figura 14.2 Método BEFAST.

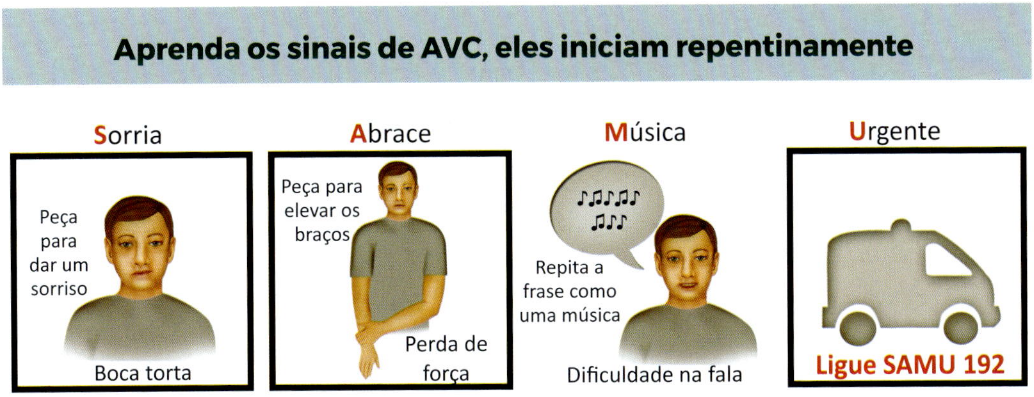

Figura 14.3 Sinais de AVC.

PRIMEIROS-SOCORROS

- Ligue ou peça para alguém ligar para o número de emergência local e buscar kit de primeiros-socorros e o DEA/DAE.
- Tente precisar a hora em que os sinais do AVC apareceram; caso a vítima tenha ido deitar-se à noite normalmente e acordado com déficit neurológico, considere a última hora que a viu sem déficits.
- Fique com a vítima até chegar alguém com treinamento mais avançado.
- Fique atento ao surgimento de convulsões: caso ocorram, faça a proteção da cabeça da vítima conforme recomendado e notifique o serviço médico ou hospital sobre o ocorrido.
- Caso tenha como avaliar a glicemia, um teste para dosagem periférica como glucoteste ou hemoglucoteste são relevantes.
- Se a vítima ficar inconsciente e não respirar normalmente ou tiver *gasping*, inicie a RPC.
- É fundamental tentar garantir a chegada ao hospital em até antes de 3 a 4, 5hs do início dos sintomas pela possibilidade do tratamento trombolítico (medicamento que desobstruiria um vaso ou artéria no caso de AVC isquêmico).

capítulo 15

Dor Torácica e Ataque Cardíaco (Infarto Agudo do Miocárdio – IAM)

Definição e Conceitos

A dor no peito ou dor torácica (Figura 15.1) é um quadro muito frequente e que motiva visitas ao Departamento de Emergência e solicitações de SME/SAMU para avaliação.

Estima-se que 10% a 15% das consultas no Departamento de Emergência são motivadas pela dor torácica e a atenção aos diagnósticos mais graves deve ser considerada com bastante critério pelo Médico Emergencista e pelo socorrista.

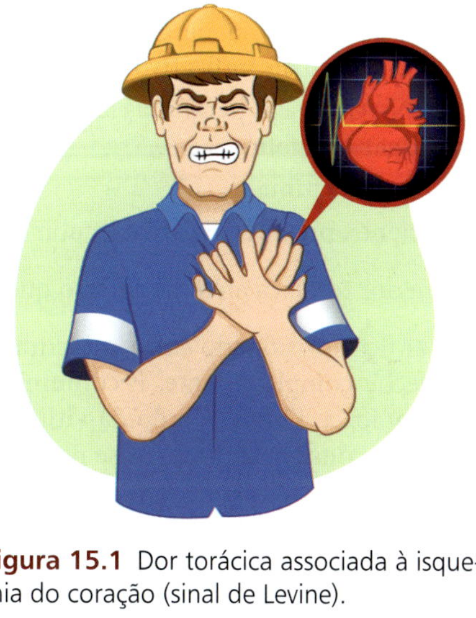

Figura 15.1 Dor torácica associada à isquemia do coração (sinal de Levine).

Muitas vezes o quadro de dor torácica mais comum, conhecido como ataque cardíaco ou infarto agudo do miocárdio, é confundido com o termo parada cardiorrespiratória (PCR) como fossem sinônimos, mas eles não têm o mesmo significado.

A PCR ocorre por problemas no ritmo do coração e na sua atividade elétrica, algo que o faz parar de bater de forma súbita e inesperada.

No ataque cardíaco ou infarto agudo do miocárdio, ocorre a formação de um "coágulo" dentro das artérias coronárias que obstrui o fluxo sanguíneo. levando à destruição por necrose do músculo cardíaco. Neste caso, durante um ataque cardíaco, o coração continua bombeando sangue sem parar, embora de forma mais deficiente.

IDENTIFICAÇÃO DA DOR TORÁCICA

O ataque cardíaco ou infarto agudo do miocárdio é a forma grave de dor torácica mais comum. É importante que todo socorrista possa identificá-la rapidamente.

A vítima pode sentir dor ou desconforto no tórax que descreve como um "peso" ou "esmagando o peito" ou "aperto intenso", acompanhada de enjoo, suor frio e intenso, mal-estar, tonturas e sensação de desmaio. O desconforto pode ocorrer em um ou ambos os ombros e braços, pescoço, mandíbula ou costas, entre as escápulas, e também na região do estômago. A maioria dos ataques cardíacos envolve desconforto no centro do tórax, que perdura por vários minutos, habitualmente mais que 20 minutos, ou desaparece e retorna.

Mulheres, idosos e diabéticos podem ter sinais diferentes de ataque cardíaco menos comuns:

- Dor no peito, azia ou indigestão;
- Desconforto nas costas, mandíbula, pescoço ou ombro;
- Falta de ar;
- Náusea ou vômito.

Primeiro atendimento para desconforto:

- Coloque o paciente imediatamente em repouso em ambiente seguro e arejado, evitando esforço desnecessário para que reduza o consumo de oxigênio pelo músculo cardíaco.
- Ligue ou peça para alguém para ligar para o SME/SAMU.
- Busque o kit de primeiros-socorros e um DEA, se disponível.
- Pergunte para a vítima se ela tem alergia à aspirina ou AAS, se está sangrando por algum lugar ou verifique se tem sinais indicativos de um AVC.
- Caso ela responda **NÃO** para as perguntas feitas acima, dê a ela 2 (duas) aspirinas infantis e peça-lhe para mastigar e engolir.
- Fique sempre ao lado da vítima.
- Se ela ficar inconsciente, prepare-se para executar a RCP.

Outras causas para dor torácica além do infarto que o socorrista deve considerar:

- **Pneumotórax:** o ar fica aprisionado entre as pleuras e comprime um dos pulmões, fazendo com que este se feche completamente. É comum em casos de traumas fechados ou perfurantes da caixa torácica. Fique ao lado da vítima e acione o SME/SAMU o mais rápido possível. Se ela ficar inconsciente, prepare-se para executar a RCP.
- **Embolia pulmonar:** a dor no peito é súbita e acompanhada por falta de ar mais intensa. Habitualmente são coágulos ou fragmentos de gordura ou bolhas de ar que atingem a circulação, obstruindo o fluxo de sangue nas artérias pulmonares: pode ocorrer em pacientes

acamados de forma prolongada ou pessoas com fraturas de ossos longos (perna, quadril) sem o devido atendimento. Fique ao lado da vítima e acione o SME/SAMU o mais rápido possível. Se ela ficar inconsciente, prepare-se para executar a RCP.

- **Ruptura ou perfuração gástrica ou esofágica:** a dor é mais localizada em todo abdome, que fica mais rígido também. Comum ter história de vômitos de repetição intensos ou úlcera gástrica. Fique ao lado da vítima e acione o SME/SAMU o mais rápido possível. Se ela ficar inconsciente, prepare-se para executar a RCP.
- **Pericardite com tamponamento cardíaco.** A pericardite é a inflamação do pericárdio, a membrana que envolve o coração. Pode ter várias causas e manifestações como febre, dor torácica que melhora quando paciente fica em pé. O tamponamento cardíaco é uma doença produzida quando, devido a um grande volume de líquido, subitamente acumulado no espaço pericárdico, o coração não consegue contrair-se e dilatar-se com liberdade. Esta complicação, que se manifesta através de evidentes dificuldades em respirar, resulta em pronunciada dilatação das veias do pescoço e inchaço das pernas. Fique ao lado da vítima e acione o SME/SAMU o mais rápido possível. Se ela ficar inconsciente, prepare-se para executar a RCP.
- **Dissecção da aorta ou dissecção aórtica:** é um ruptura na parede interna da aorta (a maior artéria do corpo). Esta lesão faz com que o sangue circule entre as camadas da parede da aorta, as separando e formando um falso trajeto. A dissecção da aorta é uma emergência médica e pode levar à morte rapidamente, mesmo com um tratamento adequado. Se a dissecção romper a aorta completamente (as três camadas da artéria), uma perda rápida e massiva de sangue irá ocorrer. A dissecção da aorta caracteriza-se por uma dor intensa e lancinante que irradia para as costas e geralmente provoca diferença de intensidade entre os pulsos a serem palpados.

capítulo 16

Desconforto Respiratório

Definição e Conceitos

Os estados de desconforto respiratório ou insuficiência podem decorrer de quadros associados à obstrução alta ou baixa das vias aéreas (obstrução alta no nível acima da glote, habitualmente faringe e laringe/obstrução baixa no nível de brônquios e bronquíolos), doenças do parênquima pulmonar (pneumonia) e do controle central da respiração.

O desconforto respiratório é uma condição de frequência respiratória anormal ou esforço. Engloba um espectro de sinais, desde taquipneia com retrações à frequência inadequada e irregular.

A insuficiência respiratória resulta de uma falha de troca gasosa pelo sistema respiratório, o que significa que o oxigênio ou o dióxido de carbono arterial, ou ambos, não podem ser mantidos em seus níveis normais de expiração (lesão no nível cerebral).

IDENTIFICAÇÃO DO DESCONFORTO RESPIRATÓRIO

É possível determinar se a pessoa está tendo problemas respiratórios se ela:

- Estiver respirando em frequência muito elevada ou muito baixa;
- Realizar esforço respiratório;
- Produzir ruídos ao respirar — ouve-se um som ou sibilo quando o ar entra ou sai dos pulmões ou um estridor (rouquidão extrema) ao inspirar;
- Produzir apenas sons e só conseguir falar algumas poucas palavras de cada vez entre as respirações, embora esteja tentando falar mais coisas.

PRIMEIRO ATENDIMENTO PARA DESCONFORTO

- Alergia com edema de vias aéreas ou obstrução alta por corpo estranho (ver capítulo de Alergias e capítulo de OVACE);
- Asma (obstrução baixa da via aérea): habitualmente quem sabe de sua condição prévia de problemas respiratórios, como a asma, geralmente

está ciente deste quadro e sabe o que fazer. Geralmente essa pessoa traz consigo um medicamento para inalação, que pode ajudá-la a respirar mais facilmente com apenas poucos minutos de uso. Às vezes, a dificuldade de respirar é tão intensa que o paciente precisa de ajuda para usar o inalador ('bombinha"). Por isso, esteja sempre pronto para montar o inalador e ajudar a pessoa a usá-lo;

- Os inaladores são compostos de 2 partes: o reservatório de medicação e o bocal. Um espaçador pode ser adaptado, facilitando a inalação da medicação principalmente em crianças e idosos.

Usando o inalador

Para montar o inalador:

- Primeiro, agite o frasco da bombinha para homogeneizar o medicamento;
- Coloque o reservatório/espaçador do medicamento no bocal;
- Remova a tampa do bocal;
- Acople um espaçador, se disponível;
- Incline a cabeça ligeiramente para trás e expire lentamente;
- Coloque o inalador ou o espaçador na boca;
- Pressione o reservatório de medicamento;
- Respire fundo e devagar;
- Prenda a respiração por cerca de 10 segundos e expire.

Ligue para o SME se:

- Não houver nenhum medicamento;
- Não melhorar após o uso do medicamento;
- A dificuldade para respirar aumentar;
- Vítima ficar inconsciente.

Nos casos de desconforto ou insuficiência respiratória por quadros de controle central da respiração (alteração no nível cerebral), será necessário o imediato acionamento do serviço médico de emergência, considerando que estes quadros podem estar associados a períodos após cessação de convulsões (pós-comicial), uso de fármacos ou drogas depressoras do sistema nervoso, traumas, infecções ou tumores/neoplasia que acometem os centros de controle cerebrais da respiração.

capítulo 17

Alergias e Hipersensibilidade

Definição e Conceitos

Alergias são muito comuns, porém uma reação alérgica intensa pode se transformar rapidamente em uma emergência médica. Diferentes fatores podem desencadear uma reação alérgica grave desde picadas e mordidas de insetos, especialmente picada de abelha; até alimentos (ovos, amendoim e derivados, temperos, chocolate, crustáceos, kiwi); medicamentos injetados ou tomados via oral, incluindo a penicilina; substância inalada, incluindo pó e pólen; substâncias químicas inaladas ou quando em contato com a pele.

Uma alergia grave pode evoluir para o choque anafilático. Esta é uma situação que ameaça a vida; não há como saber se o paciente permanecerá estável, terá uma piora lenta ou rápida do quadro, portanto, é fundamental estar preparado.

PASSOS PARA O ATENDIMENTO DE UMA ALERGIA GRAVE

Reações alérgicas podem ser leves ou intensas, mas lembre-se: algumas reações aparentemente leves podem se intensificar em poucos minutos. A Tabela 17.1, abaixo, apresenta alguns sinais de reações alérgicas leves e intensas:

Tabela 17.1 Reações alérgicas leves e intensas.

Reação alérgica leve	Reação alérgica intensa
Congestão nasal, espirros e prurido ao redor dos olhos	Dificuldade respiratória
Prurido cutâneo	Inchaço da língua e do rosto
Erupções cutâneas salientes e avermelhadas (urticária)	Sinais de choque

IDENTIFICAÇÃO DO CHOQUE ANAFILÁTICO

- Pele: queimação, coceira ou erupções (empolado ou arranhões vermelhos); (Figura 17.1)
- Respiração difícil, rápida, com possível chiado e dor no peito;
- Estridor ou rouquidão intensa com rápida progressiva dificuldade para respirar;
- Pulsação rápida, muito fraca ou não detectável;
- Os lábios frequentemente tornam-se azulados (cianose), a face e a língua podem inchar;
- Agitação;
- Alterações do nível de consciência, tais como desmaios ou inconsciência.

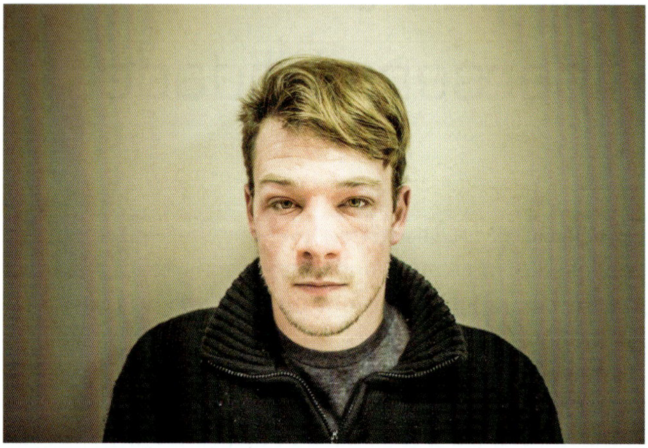

Figura 17.1 Sinais de reação alérgica grave.

IMPORTANTE

Ao avaliar uma vítima de reação alérgica grave pergunte se ele é alérgico a alguma substância e se esteve em contato com ela. Procure um dispositivo de identificação da doença (pulseira, colar) que possa indicar o problema alérgico específico (Figura 17.2); se você estiver na residência do paciente, observe a existência de adesivos de alerta.

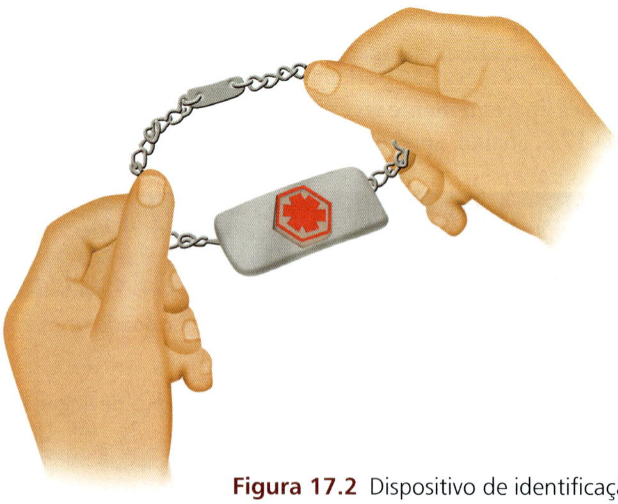

Figura 17.2 Dispositivo de identificação.

PRIMEIROS-SOCORROS

- Reações alérgicas podem representar um risco à vida do paciente, no entanto, não tente transportar a vítima a menos que seja orientado para isso. Normalmente aconselha-se esperar o Serviço Médico de Emergência. Este poderá dar assistência no local e ministrar os medicamentos requeridos para a estabilização do paciente.
- Pacientes em choque anafilático precisam de medicação o mais rápido possível e se você perceber que o resgate vai demorar a chegar ao local, pode ser recomendado o transporte do paciente pelo socorrista, mas somente os casos de vítima sem ferimentos podem ser transportados (os casos) pelo socorrista a um posto médico. Esteja preparado para realizar ventilação e RCP.
- A epinefrina é um medicamento que pode conter uma reação alérgica intensa. Ele é oferecido mediante prescrição em um dispositivo autoinjetor especial Epipen 2 (Figura 17.4) para epinefrina (Figura 17.3). Pessoas com histórico de reações alérgicas intensas são encorajadas a ter consigo dispositivos autoinjetores de epinefrina.

Existem dois tipos de dispositivos autoinjetores de epinefrina: ativado por mola e eletrônico. Eles são diferentes para crianças e adultos. Certifique-se de usar o dispositivo correto. A pessoa que tiver um dispositivo autoinjetor de epinefrina, geralmente saberá como e quando usá-lo. Se você for treinado e estiver no escopo da sua prática, poderá ajudar a aplicar a injeção na pessoa.

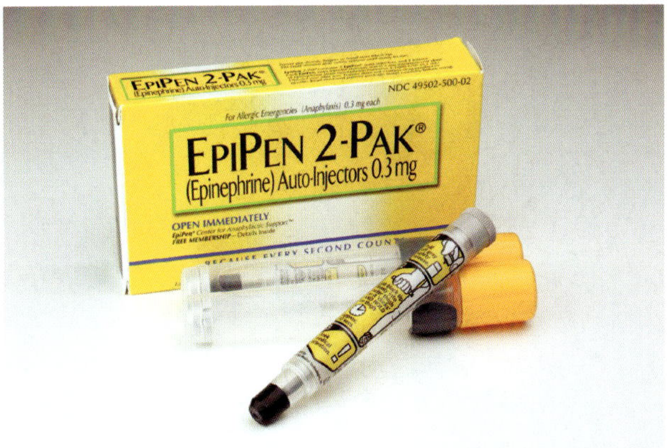

Figura 17.3 Epipen 2-Pak.

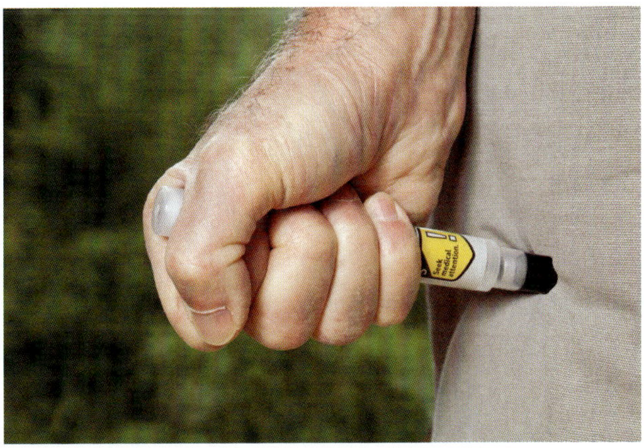

Figura 17.4 Autoinjetor de epinefrina.

PASSO A PASSO PARA AJUDAR ALGUÉM COM SINAIS DE REAÇÃO ALÉRGICA INTENSA A USAR O DISPOSITIVO AUTOINJETOR DE EPINEFRINA

Siga as instruções do autoinjetor. Segure o autoinjetor com o punho fechado, sem tocar em nenhuma das extremidades, pois a agulha sai por uma das extremidades. Aplique a injeção sobre a roupa ou diretamente na pele.

- Retire a tampa de segurança. (Figura 17.5).
- Pressione a ponta do autoinjetor com firmeza contra a lateral da coxa da pessoa, aproximadamente a meio caminho entre o quadril e o joelho. (Figura 17.6).
- Mantenha o autoinjetor no lugar por cerca de 10 segundos;
- Puxe o dispositivo. Cuidado para não tocar os dedos na extremidade que teve contato com a coxa da pessoa;
- A pessoa que recebeu ou aplicou a injeção deve esfregar o local da injeção por cerca de 10 segundos. (Figura 17.7).

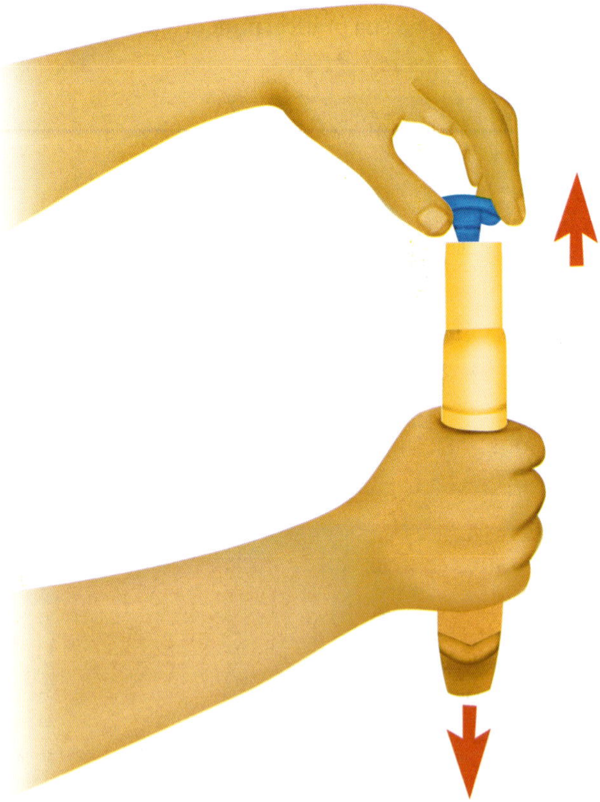

Figura 17.5 Retirando a tampa da caneta injetora.

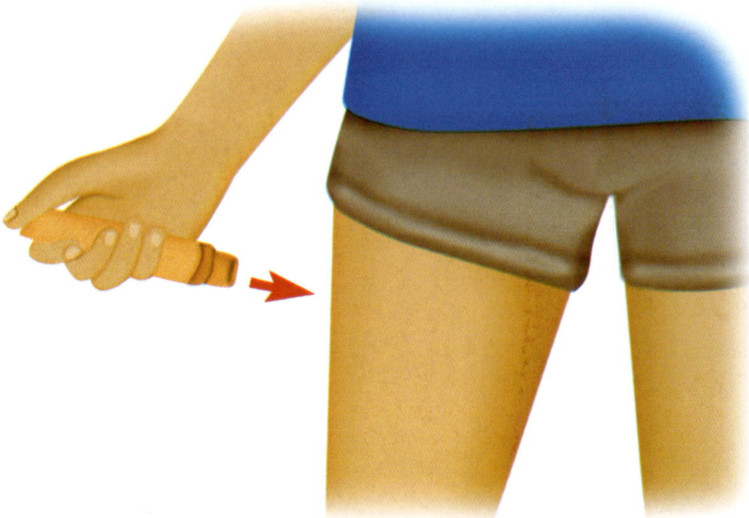

Figura 17.6 Posicionando o autoinjetor.

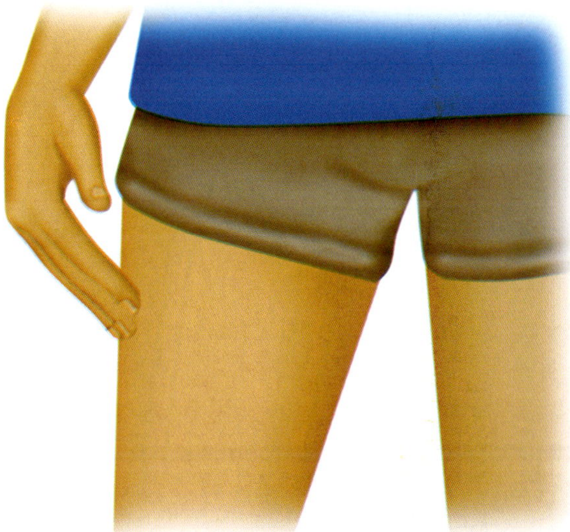

Figura 17.7 Esfregar o local da aplicação.

- Anote a hora da injeção. Entregue o dispositivo ao socorrista de emergência para eliminação adequada;
- Ligue para o número da emergência local se a pessoa não melhorar ou se houver um atraso superior a 10 minutos para a chegada do Serviço Médico de Emergência;
- Considere a possibilidade de aplicar uma segunda dose, se disponível.

4

Seção

Choque e Emergências Traumáticas

capítulo 18

Hemorragias Externas e Internas

Definição e Conceitos

A hemorragia é o extravasamento de sangue fora da circulação sanguínea natural. Ela pode ser por um simples sangramento de pequena dimensão, como no caso de um pequeno corte cutâneo, ou uma grande perda de sangue causando risco de morte.

A hemorragia pode ser exteriorizada por pele ou um orifício natural. São os casos da epistaxe (hemorragia pelo nariz), hemoptise (hemorragia de origem respiratória pela boca), hematêmese (vômito de sangue de origem digestiva), retorragia (sangue vermelho pelo ânus) ou melenas (sangue escuro digerido exteriorizado pelo ânus).

O sangue é um líquido fundamental para funcionamento orgânico, carreando o oxigênio e removendo o gás carbônico dos diversos tecidos; transporta também os nutrientes e retira catabólitos, além de conter células que destroem bactérias e que produzem substâncias que ajudam no combate às infecções. Há no sangue elementos vitais que atuam como reguladores da atividade celular como sódio, potássio, magnésio e cálcio e fatores químicos que combinam com células sanguíneas e formam uma redes de coágulos em volta das lesões vasculares, para o controle das hemorragias. Hormônios, como insulina, também são transportados pelo sangue e regulam a maioria das atividades do corpo.

IDENTIFICAÇÃO DA HEMORRAGIA EXTERNA

Há três tipos de hemorragia externa:

1. **Hemorragia arterial** (Figura 18.1): o sangue extravasa de uma artéria, frequentemente pulsando, em sincronia com as batidas do coração. A cor do sangue é vermelho vivo, desde que contenha oxigênio. Uma grande quantidade de sangue pode ser perdida, num curto período.

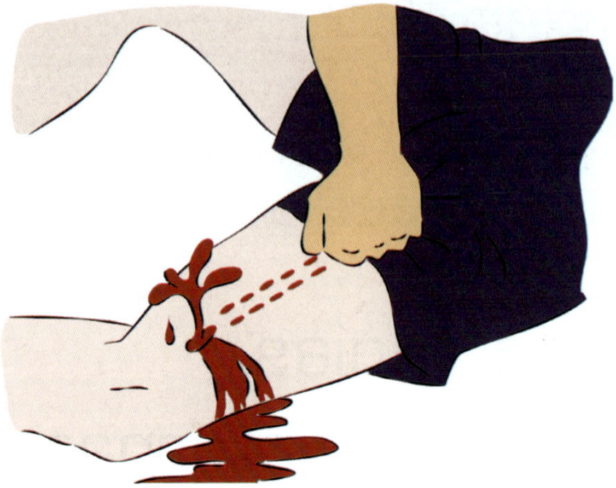

Figura 18.1 Hemorragia arterial.

2. **Hemorragia venosa** (Figura 18.2): o sangue flui da veia no fluxo regular. A cor do sangue é vermelho escuro, frequentemente amarronzado (quando tem pouco oxigênio). No entanto, quando exposto ao oxigênio do ar, pode se tornar vermelho vivo. A hemorragia venosa também pode ser profusa.
3. **Hemorragia capilar** (Figura 18.3): o sangue escoa de uma rede de capilares. A cor do sangue é vermelha, normalmente menos vivo que o sangue arterial. O fluxo é lento, como pode ser visto nos arranhões e nos cortes superficiais da pele.

Veias grandes podem produzir sangramentos profusos, mas não a pulsação típica do sangramento arterial. O fluxo e a pulsação do sangue são melhores indicadores do que a cor para identificar se o sangramento é venoso ou arterial.

É importante estimar o volume total de sangue de um indivíduo para que se consiga identificar qual a quantidade de perda de sangue é considerada letal:

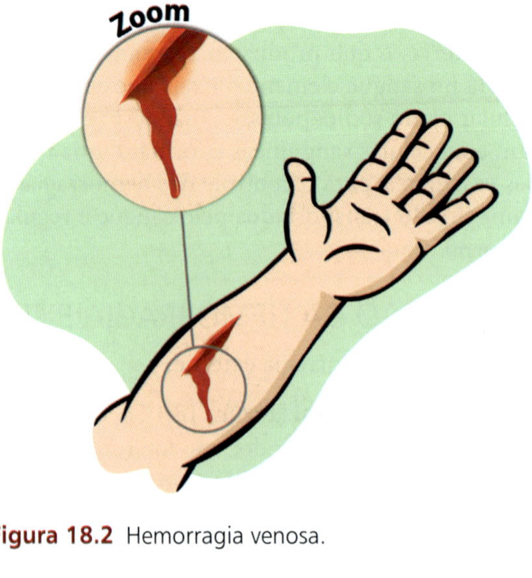

Figura 18.2 Hemorragia venosa.

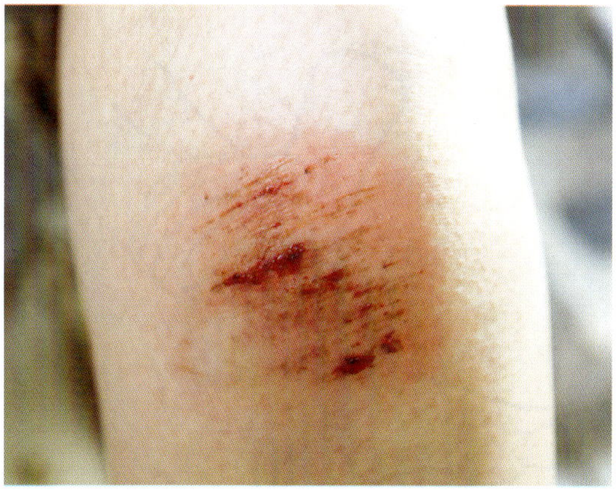

Figura 18.3 Hemorragia capilar.

- Um homem adulto pesando aproximadamente 70 kg tem 6,6 litros de volume total de sangue; 2,2 litros de perda rápida pode ser considerado letal;
- Um adolescente com 45 kg tem 3,3 litros volume total de sangue e 1,3 litros de perda rápida de sangue pode ser considerada letal;
- Uma criança tem de 1,5 a 2 litros de volume total de sangue e 0,5 a 0,7 litros de perda rápida de sangue pode ser considerado letal;
- Por fim, bebês recém-nascidos têm mais de 300 mL de sangue e 30 a 50 mL de sangue perdido rápido pode ser letal.

A determinação da perda sanguínea por hemorragia externa requer experiência. A habilidade para fazer tal mensuração é importante para que o socorrista saiba como agir nos casos de hemorragias lentas. Uma hemorragia não controlada, ou atendida apenas no final da avaliação, pode ameaçar a vida, e o socorrista pode se deparar com a tarefa necessária de estancar graves hemorragias, e ao mesmo tempo checar pulsação e permeabilidade de vias aéreas.

Ligue ou Peça para Alguém Ligar para Emergência Local nas Seguintes Situações

- A hemorragia é volumosa;
- Você não consegue estancar a hemorragia;
- Você observa sinais de choque;
- Você suspeita de traumatismo craniano, trauma cervical ou lesão na coluna;
- Você não está seguro sobre o que fazer.

Atendimento Inicial para Controlar a Hemorragia

Controle de hemorragia por pressão direta ou uso de curativo: (Figura 18.4)

- Verifique se o local é seguro;
- Peça para alguém pegar o kit de primeiros-socorros;
- Use o EPI;
- Se possível, peça que a pessoa aplique pressão direta sobre a ferida enquanto você paramenta-se com EPI;

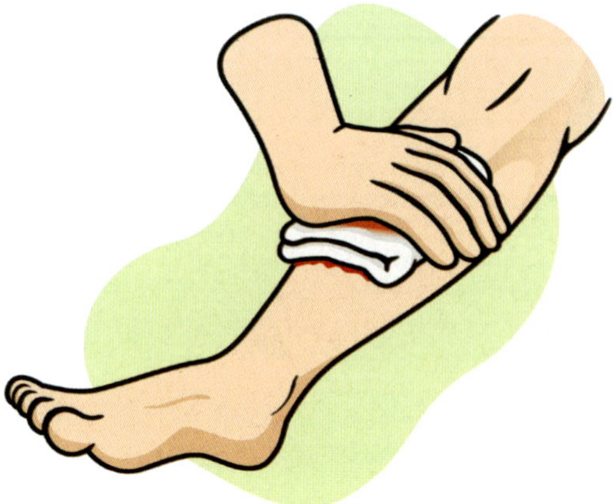

Figura 18.4 Compressa para controle de hemorragia.

- Aplique os curativos incluídos no kit de primeiros-socorros. Aplique pressão direta nos curativos sobre a área hemorrágica. Use a parte plana dos dedos ou a palma da mão;
- Se a hemorragia não parar, acrescente outro curativo e pressione com mais força. Não remova o curativo depois de colocado, para não aumentar a hemorragia. Mantenha a pressão na ferida até parar de sangrar;
- Quando parar, ou se não conseguir manter a pressão sobre a ferida, enrole uma atadura com firmeza sobre o curativo para ele não soltar;
- Em cortes pequenos, lave a área com água e sabão. Em seguida, aplique um curativo na ferida.

TORNIQUETE

Você também pode usar um torniquete (Figura 18.5) se um braço ou perna tiver uma hemorragia intensa e você não puder estancar a hemorragia com pressão direta. Ele consiste numa

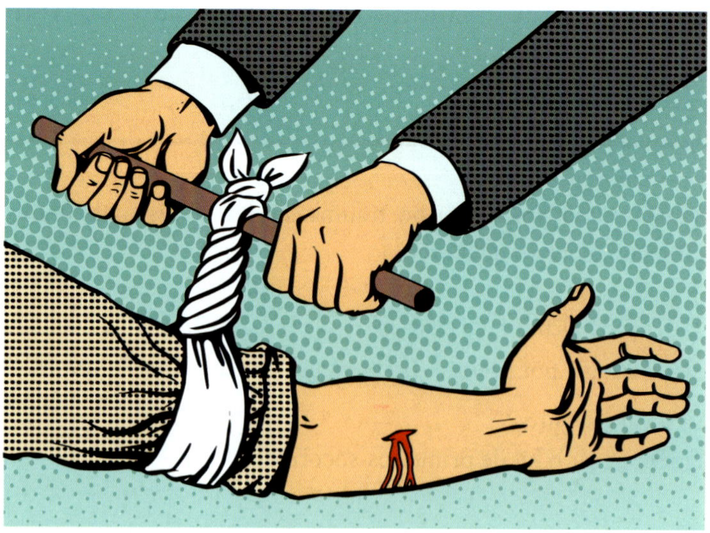

Figura 18.5 Uso do torniquete.

tira que se enrola no braço ou perna da pessoa ferida; é um objeto reto, como um graveto, chamado manivela. A manivela é usada para apertar o torniquete. Se aplicado corretamente, o torniquete deve estancar a hemorragia, e causará dor ao estancar a hemorragia. É conveniente que, a despeito da simplicidade o torniquete, sempre um mínimo treinamento para sua adequada colocação deve ser considerado.

Como Aplicar um Torniquete Pré-fabricado

Realize estas ações de primeiros-socorros:

- Verifique se o local é seguro;
- Ligue para o número de emergência local e busque o kit de primeiros-socorros (caso ainda não o tenha) e um DEA;
- Use o EPI;
- Coloque o torniquete cerca de 5 cm acima da lesão, se possível;
- Aperte o torniquete até estancar a hemorragia;
- Anote a hora da colocação do torniquete no corpo;
- Quando o torniquete estiver no lugar e a hemorragia parar, deixe-o onde está até chegar o suporte avançado.

Se Você Não Tiver um Torniquete, Faça Um

Como fazer e aplicar um torniquete:

- Verifique se o local é seguro;
- Ligue para o número da emergência local e busque o kit de primeiros-socorros (caso ainda não tenha) e um DEA;
- Use o EPI;
- Dobre um pano ou atadura deixando-o comprido e com largura mínima de 2,5 cm;
- Enrole a atadura 5 cm acima da lesão, se possível;
- Amarre as extremidades da atadura em torno de um graveto, por exemplo, ou algo similar;
- Gire para apertar o torniquete;
- Continue apertando até a hemorragia estancar;
- Prenda o graveto para o torniquete permanecer apertado;
- Anote a hora em que o torniquete foi colocado.

Quando o torniquete estiver no lugar e a hemorragia parar, deixe-o até chegar alguém do suporte avançado.

PERDA VOLÊMICA E CHOQUE HIPOVOLÊMICO HEMORRÁGICO

A perda de uma grande quantidade de sangue pode levar também ao choque. Além da perda de sangue, o choque pode ter sido causado por outros tipos de emergência, como um ataque cardíaco ou uma reação alérgica intensa.

Identificação do Choque

- A pessoa pode sentir-se fraca, desmaiar ou sentir-se tonta;
- Sentir-se enjoada ou com sede;

- Ter a pele pálida ou acinzentada;
- Agir de forma inquieta, agitada ou confusa;
- Ter a pele fria e viscosa ao toque.

Primeiros-socorros Para Ajudar Alguém em Choque

- Verifique se o local é seguro;
- Ligue para o número de emergência local e busque o kit de primeiros-socorros e o DEA;
- Ajude a pessoa a deitar;
- Cubra a pessoa com cobertor para mantê-la aquecida;
- Verifique se há PCR. Se sim, execute a RCP.

HEMORRAGIA PELO NARIZ: EPISTAXE

Uma pessoa com hemorragia nasal deve inclinar-se para frente (e não para trás). Inclinar-se para trás não ajuda a estancar a hemorragia e facilita a aspiração de sangue. Você verá menos sangue quando a pessoa inclina a cabeça para trás porque o sangue escorre e desce pela garganta da pessoa. Se deglutido, o sangue pode causar vômito. Para estancar uma hemorragia nasal, aplique pressão.

Primeiros-socorros Para Ajudar Alguém com Hemorragia Nasal

- Verifique se o local é seguro;
- Use o EPI;
- Peça que a pessoa se sente inclinada para frente;
- Aperte a parte mole do nariz dos dois lados com um curativo limpo;
- Aplique pressão constante nas narinas por alguns minutos até a hemorragia parar. Se a hemorragia continuar, pressione com mais força.

Ligue para o número de emergência local se:

- Você não conseguir estancar a hemorragia em cerca de 15 minutos;
- A hemorragia for intensa, com jorrar de sangue;
- A pessoa ferida tiver dificuldade para respirar.

HEMORRAGIA PELA BOCA

Quando a pessoa tiver uma lesão na boca, o sangue ou algum dente quebrado podem bloquear a via aérea e causar problemas respiratórios graves. Geralmente é possível parar a hemorragia da boca com pressão.

Primeiros-socorros Para Ajudar Alguém Com Hemorragia Pela Boca

- Verifique se o local é seguro;
- Pegue o kit de primeiros-socorros;
- Use o EPI;
- Se a hemorragia vier da língua, lábio ou bochecha, e for fácil alcançá-la, aplique pressão com gaze ou pano limpo.

Se ainda não tiver ligado para o número de emergência local e não conseguir parar a hemorragia ou se a pessoa tiver dificuldade de respirar, ligue ou peça para alguém ligar para o número da emergência local.

HEMORRAGIAS INTERNAS

Hemorragia interna pode variar de um simples hematoma a sérios problemas que envolvem uma ameaça à vida. Os pequenos hematomas são exemplos de hemorragias internas de pequenas proporções. A perda de sangue nesses casos não é significativa. A hemorragia interna pode ocorrer por vários motivos:

- Os ferimentos profundos o bastante para perfurarem os principais vasos sanguíneos e os vasos dos órgãos, como acontece em uma ferida profunda no tórax ou abdome;
- Feridas abertas com lesões dos vasos sanguíneos principais produzem uma hemorragia interna profusa, mas podem mostrar somente uma hemorragia externa pequena;
- Muitos casos de hemorragia interna ocorrem até mesmo quando não há nenhum corte na pele ou nas paredes da cavidade;
- Os órgãos internos e os vasos sanguíneos podem estar rompidos ou esmagados por uma compressão forte no corpo, sem existir uma ferida externa: o trauma fechado ou contuso, um trauma provocado por um objeto que não é afiado o bastante para penetrar na pele. Um instrumento rombo (sem corte) pode ser grande, como volante de um carro. Embora não cause ferimentos penetrantes, os instrumentos rombos levam uma grande quantidade de força para o interior do corpo, provocando uma hemorragia interna que pode levar à morte;
- Cuidado especial com contusões do pescoço, tórax e abdome. A hemorragia interna pode mostrar um hematoma, no princípio, a qual se segue uma rápida variação do estado geral do paciente. A descoberta do hematoma pode ser importante para avaliar a possibilidade de hemorragia interna, quando o paciente está inconsciente, portanto, impossibilitado de comunicar-se e descrever a dor que claramente indicaria o problema.

IDENTIFICANDO HEMORRAGIA INTERNA

Suspeite de hemorragia interna se a vítima tiver:

- Uma lesão causada por acidente de carro, for atingida por um carro ao cair de uma altura;
- Uma lesão no abdome ou tórax (inclusive contusões, como marcas do cinto de segurança);
- Lesões esportivas, como toque com outras pessoas ou com uma bola;
- Dor no abdome ou no tórax após a lesão;
- Falta de ar após uma lesão;
- Expectorando ou vomitando sangue após a lesão;
- Sinais de choque sem hemorragia externa;
- Um ferimento por faca ou arma de fogo.

Atendimento Inicial Para Ajudar Vítima de Hemorragia Interna

- Verifique se o local é seguro;
- Ligue ou peça para alguém ligar para o número de emergência local e buscar o kit de primeiros-socorros e o DEA;

- Use o EPI;
- Realize a avaliação inicial (mantenha as vias aéreas desobstruídas e monitore a respiração e a pulsação);
- Peça para pessoa deitar-se e permanecer imóvel;
- Afrouxe as roupas apertadas;
- Não dar nada para o paciente beber ou comer;
- Verifique se há sinais de choque;
- Administre a RCP se necessário;
- Assim que o SME chegar ao local, informe sobre a possibilidade de hemorragia interna.

capítulo 19

Choque

Definição e Conceitos

O choque é um estado de alteração da perfusão sanguínea dos tecidos e consequente falta de oxigenação.

O choque indica disfunção no sistema circulatório. O problema pode estar relacionado ao:

- **Coração:** ele tem que bombear sangue eficazmente. Se o coração não bombeia volume sanguíneo oxigenado exigido, o choque irá se desenvolver (choque cardiogênico).
- **Vasos:** o sistema circulatório deve ser um sistema fechado. Se os vasos foram rompidos, muito sangue será perdido e o paciente entrará em choque. O choque também pode se desenvolver quando os vasos sanguíneos dilatam e o volume do sangue existente fica insuficiente para preencher o espaço aumentado (choque distributivo ou séptico).
- **Volume sanguíneo:** deve haver sangue suficiente para encher os vasos. Se houver diminuição do volume sanguíneo ou se os vasos aumentarem de diâmetro (dilatarem) para um tamanho que não permita o seu preenchimento pelo sistema circulatório, o choque então irá se desenvolver (choque hipovolêmico).

Causado pela perda de sangue e/ou pela perda de líquidos, o termo *choque hipovolêmico* significa baixo volume e inclui todos os choques causados por perda de fluidos, tais como, hemorragia, queimaduras, vômito, diarreia e grave desidratação. Trata-se de quadro de choque mais comum em condições de atendimento de primeiros-socorros e pré-hospitalar.

ASPECTOS DO CHOQUE HIPOVOLÊMICO

A primeira hora após o acontecimento que resultou no trauma é a mais importante e deve ser feito todo o esforço para que vítima esteja no Departamento de Emergência de um Hospital o mais rápido possível: se o choque hipovolêmico puder ser prevenido ou sua gravidade reduzida, as chances de sobrevivência da vítima serão maiores.

O choque hipovolêmico pode se desenvolver rápido ou em etapas progressivas. Alguns choques se instalam rapidamente, entretanto, isso nem sempre acontece. Alguns pacientes podem evoluir para o choque aos poucos, mas haverão sinais suficientes para conter o processo. Se o paciente não for monitorado continuamente pode-se perder alguns dos sinais e sintomas sutis que prenunciam o choque.

O socorro ao paciente em choque hipovolêmico não pode demorar, pois o problema piora rapidamente com o passar do tempo e a intervenção precoce é crucial.

Pense no choque como sendo uma reação à perda de sangue. Esta reação causa muitos problemas, por exemplo, se houver uma hemorragia o coração acelera os batimentos, tentando fazer o sangue circular por todas as partes vitais do corpo. Com isso, mais sangue é perdido. A resposta imediata do corpo para este problema é tentar fazer circular mais sangue, aumentando os batimentos cardíacos. Este processo irá continuar até que a morte ocorra. Por essa razão, o declínio do volume sanguíneo deve ser interrompido. O problema inicial, como a hemorragia, deve ser controlado, e o choque hipovolêmico deve ser tratado. Os procedimentos de primeiros-socorros devem ser executados para começar a corrigir o problema e parar a perda do volume sanguíneo.

O choque, como citado anteriormente, pode ser classificado em diferentes categorias. Dependendo da causa, um paciente pode ter uma ou mais causas dos seguintes tipos de choque: choque hipovolêmico/hemorrágico, choque cardiogênico, choque distributivo (anafilático/séptico/neurogênico) e obstrutivo (pneumotórax/tamponamento cardíaco).

Como Socorrista você não tem que classificar o choque, com exceção do choque anafilático. Para todos os outros casos, informe que o paciente tem os sinais e os sintomas de choque, juntamente com qualquer outro fator observado e que normalmente é associado ao choque, como por exemplo, hemorragia e perda de fluidos corpóreos.

IDENTIFICAÇÃO

Sintomas de Choque

- Fraqueza;
- Náusea;
- Sede;
- Vertigem;
- Ansiedade, agitação e medo.

Sinais de Choque

- Condição geral do corpo;
- Inquietação ou agressividade;
- Hemorragia externa profusa;
- Vômito;
- Agitação ou tremor;
- Estado de consciência – paciente pode estar desorientado, confuso, indiferente (desfalecido repentinamente) ou inconsciente;
- Respiração superficial e rápida;

- Pulsação rápida e fraca;
- Pele pálida, fria e úmida, frequentemente com cor azulada (cianose) observada nos lábios, língua e nos lóbulos da orelha (pode estar com transpiração profusa);
- Olhos opacos. Lenta reação das pupilas à luz, que podem estar dilatadas.

A lista dos sinais e sintomas segue a ordem na qual eles podem ser observados durante a avaliação inicial do paciente, porém os sinais e sintomas de choque não se apresentam de uma vez e não ocorrem necessariamente conforme a ordem listada.

Crianças podem compensar a perda de sangue melhor do que os adultos. Isso pode retardar a identificação do estado de choque. No entanto, logo que a criança apresenta os primeiros sinais de choque, o desenvolvimento pode ser rápido.

O choque é progressivo e piora com o tempo. Neste cenário, ao atender o paciente procure pelos seguintes padrões:

- **Aumento da pulsação:** o corpo está tentando se ajustar à perda do sangue ou à circulação ineficiente. Diferente da pulsação acelerada associada ao estresse de um acidente ou ao medo de precisar de ajuda durante uma emergência, por exemplo, o aumento da pulsação devido ao choque não diminuirá.
- **Aumento da respiração:** quando o corpo não recebe oxigênio suficiente e o nível de dióxido de carbono sobe na tentativa de compensar esse excesso, ocorre o aumento da frequência da respiração. Esse aumento não diminuirá, como comumente acontece após uma experiência estressante.
- **Inquietação e agressividade:** o paciente reage à tentativa do corpo de se ajustar à perda da função circulatória normal. O paciente sente que algo está errado e frequentemente pode aparentar pavor. Em alguns casos, esta mudança de comportamento pode ser o primeiro sinal do desenvolvimento do choque.
- **Pele aparenta palidez:** ocorrem mudanças na cor da pele, no leito das unhas e em outros pontos. A pele está fria ao toque. A transpiração pode ser profusa.
- **Pulsação rápida e fraca; respiração superficial e forçada:** o corpo falha na tentativa de ajustar-se à falência do sistema circulatório.
- **Mudanças do estado de consciência:** na medida em que a circulação sanguínea ao cérebro falha, o paciente vai ficando confuso, desorientado, sonolento ou sem reação.
- PCR pode acontecer.

ATENDIMENTO INICIAL AO CHOQUE

Cuide dos pacientes acidentados como se o choque hipovolêmico fosse se desenvolver. Faça o mesmo para todos os pacientes com problemas relacionados ao coração, respiração, órgãos abdominais, diabetes, abuso de drogas, envenenamento e parto complicado. Monitore cuidadosamente todos os pacientes para identificar os sinais iniciais de choque.

Prevenindo e cuidando do choque:

- Ligue para o número de emergência/SME;
- Faça um levantamento do que aconteceu no local;
- Adote as precauções-padrão;
- Realize a avaliação inicial;
- Controle a hemorragia externa. Ministre oxigênio de acordo com o protocolo local;
- Preste assistência ao paciente, com ele deitado.

- **Preste cuidados ao choque.** Acalme e tranquilize o paciente. Mantenha a temperatura do corpo. Cuidado para não aquecer demasiadamente o paciente, pois isso poderá agravar a condição. Coloque pelo menos um cobertor sobre e outro sob o paciente, cobrindo todas as partes do seu corpo, exceto a cabeça. Lembre-se de não tentar colocar cobertores embaixo do paciente, caso suspeite de lesões na coluna vertebral;
- **Posicione adequadamente o paciente.** Independentemente da posição usada, tenha certeza de que as vias aéreas estão desobstruídas e fique alerta para o caso de vômito. Se não houver sinais de lesões na coluna, aplique uma das seguintes posições:
  - **Opção 1:** eleve os membros inferiores. Esse procedimento é utilizado na maioria dos casos. Posicione o paciente numa superfície plana, com a face para cima (posição dorsal) e eleve as pernas de 20 cm a 30 cm. Não incline o corpo do paciente. Não eleve nenhum membro com possíveis fraturas, a menos que estejam devidamente imobilizados; não eleve também as pernas, caso haja suspeita de fratura na pelve. Lembre-se de considerar o mecanismo de trauma para cada paciente. Muito cuidado se houver sinal de possível lesão na região da pelve (bacia ou quadril)... neste caso estaria contraindicada esta elevação.
  - **Opção 2:** deite o paciente em superfícies planas, em posição dorsal. Esta é a posição supina, aplicada em pacientes com sérios traumas nas extremidades. Se o paciente for posicionado desta maneira, você deve estar preparado para a possibilidade de vômito.
  - **Opção 3:** levante parcialmente a cabeça e os ombros. Esta posição deve ser usada somente para pacientes conscientes, sem suspeita de lesão no pescoço, na coluna vertebral, no tórax ou no abdome e quando houver dificuldade respiratória, não causada por obstrução das vias aéreas. A posição semissentada também pode ser usada para pacientes com histórico dc problemas cardíacos. Não é recomendada para casos moderados ou severos de choque. Evite que a cabeça do paciente incline para frente.
- Não dê nada ao paciente por via oral. Mesmo se ele expressar intensa sede, não dê nenhum alimento ou líquido;
- Monitore os sinais vitais do paciente. Isto deve ser feito, pelo menos, a cada 5 minutos. Fique alerta ao vômito, não dê nada para o paciente por via oral e ofereça apoio emocional para o paciente consciente.

IMPORTANTE

Você não será capaz de reverter o choque, mas você deve ser capaz de retardar o seu início ou evitar que piore, seguindo os procedimentos anteriores. Os cuidados proporcionados por você podem anular a gravidade de certos aspectos do choque e podem ajudar o paciente a evitar o perigo imediato. Manter o paciente deitado em repouso reduz o risco do quadro de choque.

capítulo 20

Lesão de Tecidos Moles

Definição e Conceitos
Os tecidos moles incluem os músculos, nervos, vasos sanguíneos, tecido adiposo e células que envolvem e cobrem órgãos e glândulas.

Durante a infância são muito comuns ferimentos nos tecidos moles, como por exemplo contusões, arranhões e cortes. A ideia de amputação e esmagamento é menos conhecida, antes da adolescência. É através de experiências próprias ou das pessoas que nos rodeiam que temos a compreensão geral sobre ferimentos. Este conhecimento primário será útil para ser um socorrista.

IDENTIFICAÇÃO DE LESÃO DOS TECIDOS MOLES E CUIDADOS GERAIS

Existem duas classificações gerais para esse tipo de lesão: as feridas fechadas e as feridas abertas.

As feridas fechadas (Figura 20.1) são representadas por um machucado no qual a pele não foi rompida. Tais lesões são normalmente provocadas pelo impacto de um objeto. O sangramento pode oscilar de intenso a superficial,

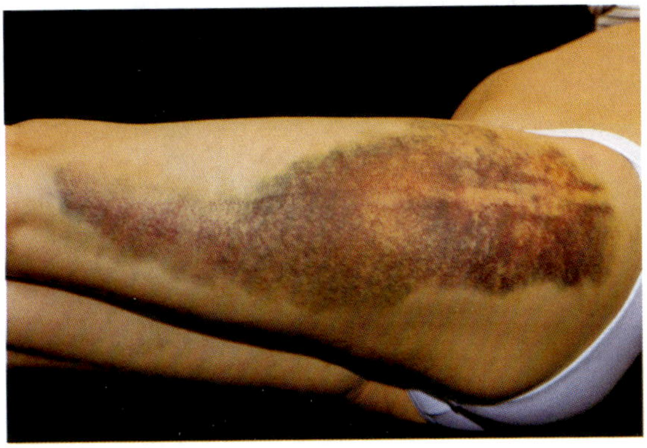

Figura 20.1 Ferida fechada.

enquanto a extensão do ferimento pode oscilar de uma pequena contusão a uma ruptura de algum órgão interno. A maior parte das feridas fechadas, detectadas durante os primeiros-socorros, refere-se a contusões. Sempre há algum sangramento interno associado à contusão. Se a pele está integra, o sangue vaza entre os tecidos, causando a descoloração, variando com o passar do tempo do preto e azul para o amarelo amarronzado. A contusão então pode significar séria perda de sangue, possível presença de fraturas e grave dano ao tecido localizado sob a contusão.

Nas feridas abertas, a pele é rompida, a extensão do ferimento pode oscilar desde um raspão (abrasão), até um rasgo ou corte aberto da pele (laceração). Um simples raspão de pele pode nem chegar a sangrar. Feridas abertas mais graves podem associar-se à hemorragia com risco de morte.

As feridas abertas são classificadas como:

- **Abrasão** (Figura 20.2): é a forma mais simples de ferida aberta que danifica a superfície da pele, mas não todas as suas camadas. Cotovelos e joelhos esfolados e arranhões causados por espinhos são exemplos de feridas abertas. Por mais que os arranhões possam ser dolorosos, normalmente o ferimento ao tecido não é grave desde que a pele não seja completamente perfurada e a força que causou o ferimento não esmague ou rompa estruturas básicas. Pode não haver sangramento perceptível ou somente leve sangramento capilar. A contaminação da ferida é o mais sério problema encontrado.
- **Cortes** (Figura 20.3): nos cortes a pele é completamente atingida, ocorrendo também o ferimento dos tecidos sob a pele. Os cortes são classificados como:
  - **Cortes regulares:** também denominados incisões, são produzidos por objetos cortantes, como lâminas de barbear, facas e vidros quebrados. As extremidades de um corte regular são contínuas, não aparentam áreas rasgadas ou irregulares. Incisões profundas podem causar sérios danos aos tecidos e hemorragia com risco de morte.
  - **Cortes irregulares:** também chamados de lacerações, têm o tecido rasgado ao longo da ferida. Às vezes os cortes irregulares são causados pelo impacto de um objeto rombudo, mas usualmente eles acontecem quando a pele é cortada por um objeto que não tem a lâmina afiada.

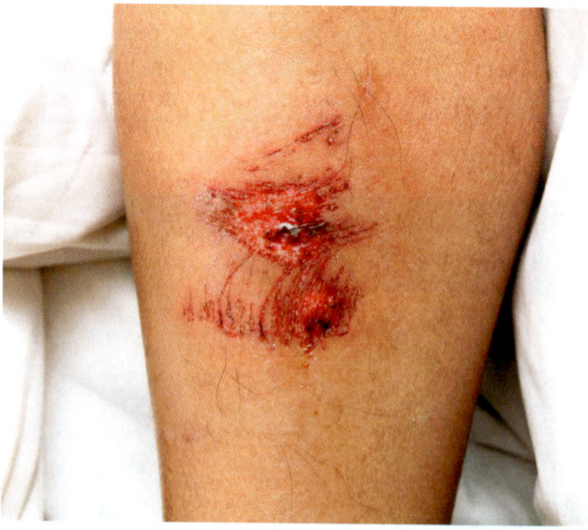

Figura 20.2 Ferimento aberto do tipo abrasão.

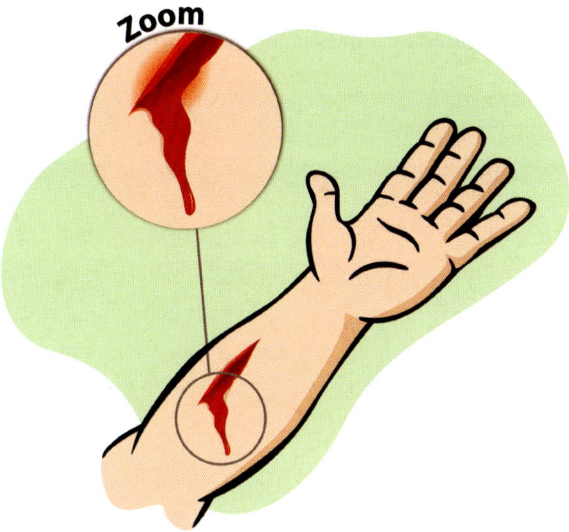

Figura 20.3 Ferimento provocado por cortes.

- **Perfurações:** ferida aberta que avança através da pele e rasga os tecidos em uma linha direta transversal. Objetos como faca, unha, picador de gelo podem causar feridas danificando todos os tecidos no seu percurso. A perfuração pode ser também um ferimento penetrante, percorrendo os tecidos, da camada mais superficial para a profunda. Esse tipo de ferimento é frequentemente observado nos traumas produzidos por armas de fogo, tem um ponto de entrada e um de saída, com a passagem do objeto através do corpo. Normalmente a ferida de saída é a mais larga e a mais grave das duas.
- **Avulsões:** ferimento de tecido mole no qual partes da pele são rasgadas e arrancadas. Este tipo de ferimento frequentemente está relacionado à perda de uma grande parte da pele. Uma orelha rasgada, um globo ocular removido da cavidade e a perda de um dente são também exemplos de avulsões.
- **Esmagamento:** ferimento de tecido mole que envolve corte e arrancamento de um membro ou parte dele. Os tecidos duros são também danificados em ferimento de tecidos moles de grave intensidade, produzido por mecanismos de grande impacto. Tecidos moles e órgãos internos são esmagados e tecidos duros frequentemente danificados.
- **Amputações:** são provocadas por ferimento de tecido mole que envolve corte e arrancamento de um membro ou parte dele. Os tecidos duros são também danificados. Esses ferimentos envolvem o corte e o arrancamento de dedos, mãos, pés, braços ou pernas. Como amputações podem ser realizadas também por meio de um procedimento cirúrgico, este tipo de ferimento é geralmente chamado de amputação traumática.

AÇÕES PARA PROTEGER UMA PARTE AMPUTADA

- Lave a parte amputada com água limpa;
- Cubra-a com um curativo limpo;
- Coloque a parte amputada em um saco plástico impermeável;
- Coloque o saco em outro recipiente com gelo ou gelo e água.

- Identifique-o com o nome da vítima ferida, a data e a hora da ocorrência;
- Leve a parte do corpo amputada e a pessoa ferida ao hospital;

LEMBRETE

Não coloque a parte amputada diretamente no gelo, pois o frio extremo pode ser prejudicial.

capítulo 21

Traumas ou Fraturas Ósseas

Definição e Conceitos

Para primeiros atendimentos, podemos considerar que há dois tipos básicos de fraturas: fechada e aberta/exposta.

Uma fratura fechada (Figura 21.1) ocorre quando não há rompimento da pele. Convém reconhecer que em alguns casos os danos nos tecidos podem ser grandes e a hemorragia interna pode ser profusa, embora hajam poucos sinais externos da lesão. Para traumas cranianos há uma exceção quanto à terminologia "fratura fechada": considera-se fratura fechada do crânio quando os ossos estão inteiros, mesmo que exista um ferimento aberto no couro cabeludo.

Uma fratura aberta ou exposta (Figura 21.2) ocorre quando os tecidos são danificados e há rompimento da pele. A causa da lesão faz com que a extremidade, ou pedaços do osso atingido, atravessem a pele de dentro para fora; ou então, um ferimento penetrante aberto na pele do exterior para o interior, e que cause fratura no osso (Ex.: um ferimento por arma de fogo).

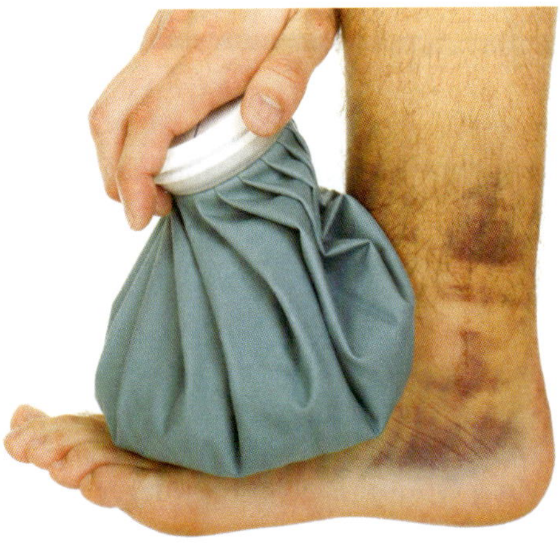

Figura 21.1 Fratura fechada.

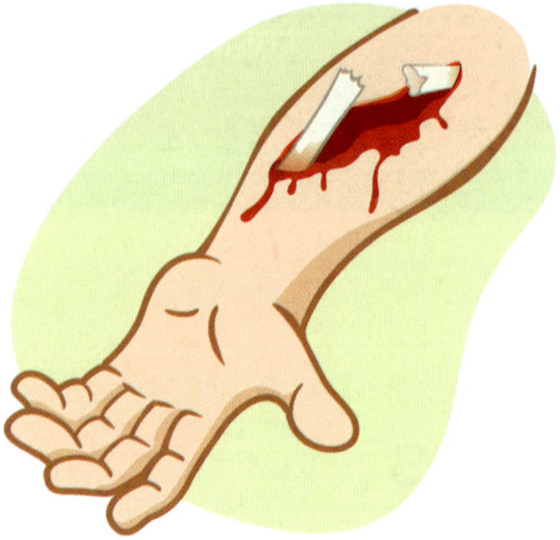

Figura 21.2 Fratura exposta.

IDENTIFICAÇÃO

Lesões em ossos, articulações e músculos são comuns. Em todas as lesões os sinais e sintomas são os mesmos: dor, inchaço, alterações de cor e deformidade, mas sem examinar uma radiografia pode ser impossível dizer se o osso está fraturado ou se a lesão é uma entorse. De qualquer forma, independente disso, os primeiros-socorros são iguais.

ATENDIMENTO INICIAL

Ações a tomar frente a uma pessoa com possível fratura óssea fechada ou entorse:

- Verifique se o local é seguro;
- Busque o kit de primeiros-socorros;
- Use o EPI;
- Cubra qualquer ferida aberta com curativo limpo;
- Coloque uma toalha sobre a parte do corpo ferida. Coloque um saco cheio de gelo e água por cima da toalha sobre a área ferida e mantenha o gelo no local por 20 minutos;
- Caso haja algum desalinhamento do membro (braço ou perna) que indique possível fratura fechada, será necessária a imobilização do membro.

Ligue para o número de emergência local se:

- Houver uma grande ferida aberta;
- A parte da ferida sofrer uma torção anormal ou estar desalinhada em eixo;
- Você não souber ao certo o que fazer;
- Se a parte lesionada doer a pessoa deve evitar usá-la até a avaliação por um profissional de saúde.

IMOBILIZAÇÃO

A imobilização impede o movimento da parte do corpo lesionada. Se um osso quebrado atravessar a pele ou estiver torcido, não o estique. É preciso proteger a lesão até a chegada de alguém com treinamento mais avançado.

CUIDADO

Se a parte da ferida estiver sangrando, aplique pressão direta para estancar a hemorragia. Coloque um curativo sobre a ferida antes de aplicar a tala.

Ao aplicar a imobilização, deixe como estão as partes do corpo que estiverem dobradas ou deformadas. Se o osso fraturado se expuser, cubra a ferida com uma gaze limpa e imobilize, conforme a necessidade.

Como Aplicar Uma Tala (Figura 21.3 e 21.4)

- Verifique se o local é seguro;
- Pegue o kit de primeiros-socorros;
- Use o EPI;
- Ache um objeto que você possa usar para imobilizar o braço ou a perna ferida;
- Toalhas e revistas enroladas e pedaços de madeira podem ser usados como talas. Imobilize de forma a reduzir a dor e evitar outras lesões. A tala deve ser maior que a área ferida e deve servir de apoio para as articulações acima e abaixo da lesão;
- Cubra toda a pele afetada com pano limpo ou estéril e amarre ou prenda a tala com fita no membro ferido para apoiar a área lesada;
- Use fita adesiva, gaze ou pano para firmá-la. Ajuste confortavelmente, sem impedir a circulação;
- Se estiver usando uma tala dura, como de madeira, forre-a com algo macio, como um pano ou uma toalha;
- Mantenha o membro imóvel até a pessoa ferida ser examinada por um profissional de saúde.

Como Autoimobilizar um Braço

Se não tiver nada para utilizar na imobilização, a pessoa pode usar o outro braço para manter o braço lesionado na posição.

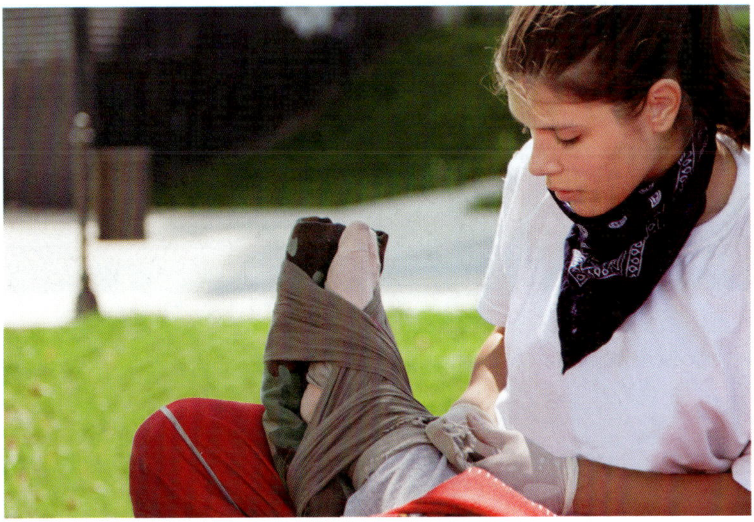

Figura 21.3 Aplicação de uma tala.

- Peça para que a vítima coloque a mão do braço lesionado no peito e a segure no lugar com o outro braço.
- A tala deve ser maior que a área ferida e deve servir de apoio para as articulações acima e abaixo da lesão.

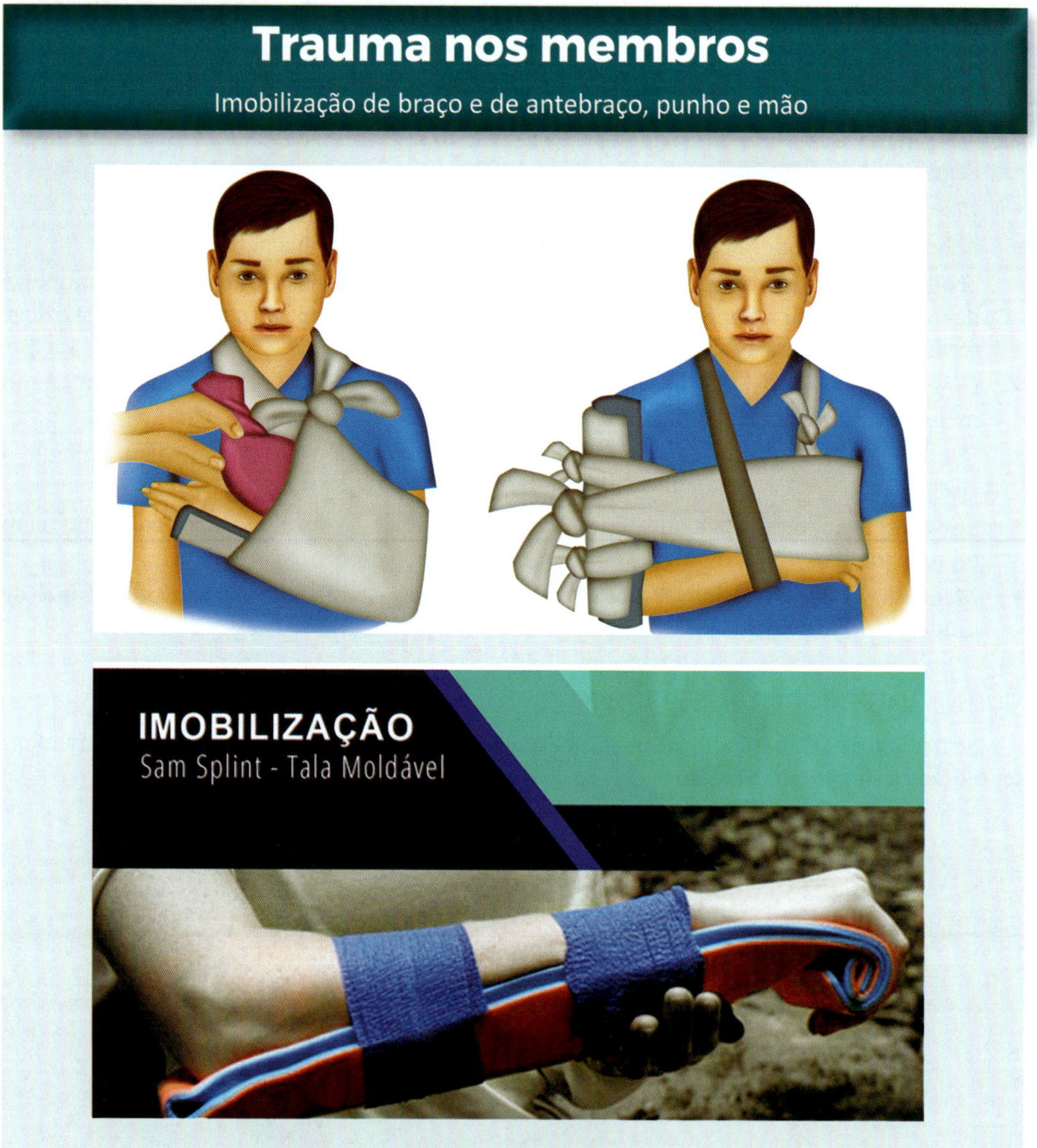

Figura 21.4 Aplicação de tala e imobilização.

capítulo 22

Lesão Ocular

Definição e Conceitos

Lesões oculares são emergências muito comuns em Departamentos de Emergência. Qualquer golpe direto, como por exemplo um soco, ou produtos químicos nos olhos podem causar grandes problemas. Se o olho for atingido com força ou perfurado, ligue para o número da emergência local e peça para que a pessoa mantenha os olhos fechados.

Duas regras nos cuidados gerais aos traumas nos tecidos moles aplicam-se aos ferimentos nos olhos: não remova qualquer objeto transfixado, e não tente recolocar o olho na cavidade orbital. Quando cuidar de um corte no globo ocular, há uma exceção aos cuidados gerais.

Exceção: não aplique compressão direta no globo ocular traumatizado. Há fluido gelatinoso no globo ocular, insubstituível. Curativo absorvente não compressivo ajudará na formação de coágulo sanguíneo e no controle do sangramento.

IDENTIFICAÇÃO

- Dor;
- Dificuldade para enxergar;
- Contusão;
- Hemorragia;
- Vermelhidão e edema.

ATENDIMENTO INICIAL À LESÃO OCULAR

- Verifique se o local é seguro;
- Pegue o kit de primeiros-socorros;
- Use o EPI;
- Se algo pequeno, como areia, entrar no olho, lave com água corrente;
- Não remova objetos transfixados no olho mesmo aqueles que pareçam ser pequenos pedaços de vidro;

- Não explore a órbita ocular;
- Reduza os movimentos do olho do paciente. Se houver objetos afiados transfixados no olho, oriente o paciente a não mover os olhos durante a lavagem. Após a lavagem, mantenha os olhos do paciente fechados. Cubra ambos os olhos, colocando bandagens no local.

Ligue para o número de emergência local se:

- A areia ou o objeto não sair;
- A pessoa sentir dor extrema;
- A pessoa tiver dificuldade de enxergar;
- Peça para a pessoa manter os olhos fechados até chegar alguém do suporte avançado.

Sempre que você cuidar de um paciente com ferimento no olho, deve cobrir ambos os olhos. Na maioria dos casos, somente um olho estará ferido. Porém, quando um olho se move, o outro também se moverá (movimento concomitante automático). Se você cobrir o olho ferido e deixar o outro descoberto, este continuará a reagir às atividades de movimento. Tendo os dois olhos do paciente fechados, reduzir-se-ão os movimentos.

Em pacientes inconscientes lembre-se de fechar as pálpebras do paciente. Como as pessoas inconscientes não piscam, a umidade rapidamente se perde, secando e danificando a superfície dos olhos. Se você notar que o paciente está usando lentes de contato, lembre-se de anotar e avisar o resgate.

PRIMEIROS-SOCORROS PARA AJUDAR ALGUÉM COM LESÃO OCULAR TÓXICA

- Verifique se o local é seguro;
- Pegue o kit de primeiros-socorros;
- Use o EPI;
- Se produtos químicos entrarem nos olhos da pessoa, enxágue com bastante água (Figura 22.1). Enxágue por pelo menos 15 minutos ou até chegar alguém do suporte avançado.

CUIDADO

Se apenas um olho for afetado com o produto químico, este deve ficar abaixo do outro olho ao enxaguá-lo. Tente não deixar o produto entrar no olho não afetado.

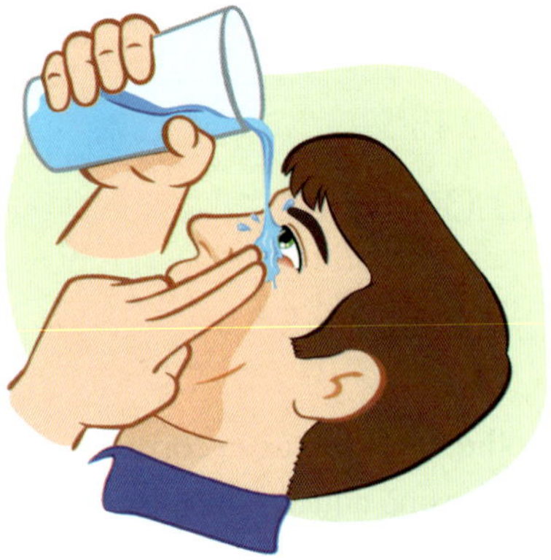

Figura 22.1 Enxague os olhos com bastante água.

- Se houver uma pia para lavar os olhos por perto ou um kit de lavagem de olhos, use-os;
- Se não for possível, use água da torneira, solução salina normal ou soro para lente de contato;
- Ligue para o número de emergência local;
- Existem kits de primeiros-socorros que disponibilizam lentes de contato para lavagem contínua de produtos químicos, mais confortáveis e efetivas.
  - **Queimaduras por calor:** não tente inspecionar os olhos se houver sinais de queimadura por calor nas pálpebras. Cubra as pálpebras inchadas do paciente (Figura 22.2) com curativos úmidos e não compressivos. Se você não tem meios para umedecer o curativo, então aplique curativos secos e não compressivos. Não aplique qualquer pomada para queimadura nas pálpebras.
  - **Queimaduras por claridade:** cegueira da neve ou cegueira do soldador são dois exemplos de queimaduras por claridade intensa. Feche as pálpebras do paciente e aplique um tampão de cor escura nos olhos. Se você não tiver os tampões, então use curativos expressos ou curativos seguidos de uma capa de material escuro, como por exemplo um plástico preto.

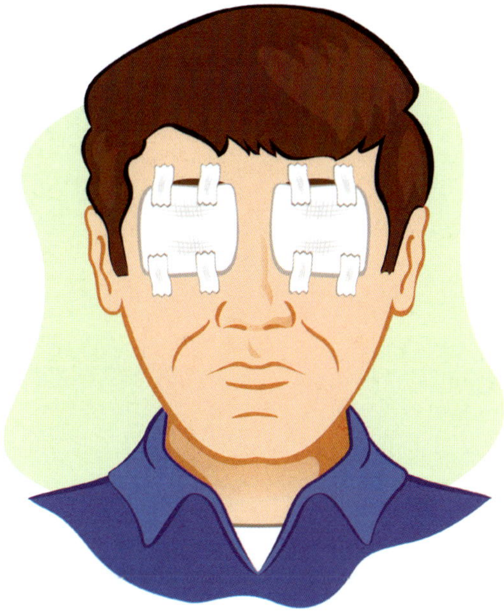

Figura 22.2 Curativos úmidos não compressivos.

capítulo 23

Traumas Penetrantes

Definição e Conceitos

Traumas penetrantes (Figura 23.1) são tratados de forma diferente das lesões hemorrágicas mais comuns. Quando lidar com um ferimento penetrante, presuma que há extensas lesões e hemorragias internas. Observe sempre se há uma ferida de saída, pois esta pode ser mais grave que a de entrada (exemplo, ferimento por tiro de arma de fogo). Cuide das feridas de entrada e saída, realizando as mesmas intervenções indicadas para as feridas abertas em tecido mole.

Uma faca, um prego ou até mesmo um graveto afiado, podem ferir uma pessoa ao penetrar o corpo ou perfurar a pele. Se o objeto ficar preso ao corpo, deixe-o onde está até um profissional do suporte avançado tratar o ferimento. Não o retire para não aumentar a hemorragia e causar danos.

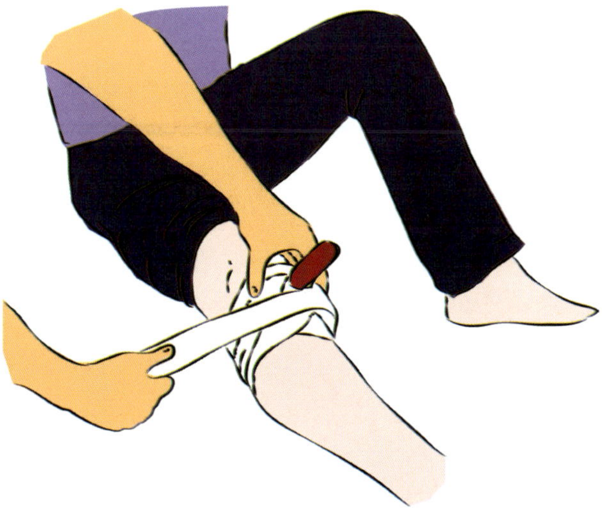

Figura 23.1 Ficando objeto em uma trauma penetrante.

ATENDIMENTO INICIAL PARA TRATAR TRAUMAS PENETRANTES

- Verifique se o local é seguro;
- Ligue ou peça para alguém ligar para o número de emergência local e buscar o kit de primeiros-socorros e DEA;
- Use o EPI;
- Adote as precauções-padrão de isolamento de substâncias corpóreas;
- Não remova o objeto;
- Exponha a ferida, sem tocar o objeto. Ao retirar a roupa do paciente, evite passá-la sobre o objeto transfixado;
- Controle o sangramento. Ministre oxigênio de acordo com o protocolo local;
- Tente estabilizar o objeto transfixado usando compressas. Várias camadas de gases, ou lenços colocados ao lado do objeto, também ajudam a estabilizá-lo. Uma alternativa é fazer, no centro de uma compressa, um furo ligeiramente maior do que o objeto transfixado. Delicadamente, passe o furo sobre o objeto. A imobilização desses curativos, por meio das bandagens, melhorará a estabilidade;
- Mantenha o paciente calmo e em repouso;
- Providencie os cuidados para a prevenção e o controle do choque;
- Cuidado para não cortar as suas luvas ou as mãos no objeto que continua no ferimento;
- Espalme seus dedos ao redor do objeto e faça pressão no local da ferida. Não faça pressão no objeto nem nos tecidos que estão contra as bordas cortantes do objeto transfixado.

Fitas adesivas não aderem à pele ao redor do objeto transfixado no local da ferida devido à presença de sangue e suor, mesmo quando a superfície estiver limpa. Faixas de tecido podem ser usadas improvisando ataduras para fixar o curativo. As faixas podem ser feitas de bandagens triangulares dobradas e devem ter, no mínimo, 5 cm de largura. Se o objeto está transfixado no tórax ou abdome, uma tala fina ou um cabide podem ser usados para empurrar as faixas por baixo dos espaços naturais das costas do paciente; em seguida, amarre-as ao redor do tronco.

5

Seção

Emergências Maternas

capítulo 24

Parto e Emergências Maternas

Definição e Conceitos

Habitualmente as grávidas encontram-se sob cuidados médicos e, felizmente, podem ser mais raras as necessidades de um atendimento de emergência. No entanto, há diversas situações fisiológicas ou ambientais que podem desencadear um trabalho de parto inesperado ou complicações antes que a mãe consiga chegar ao hospital. Traumas sofridos pelas mães também podem acometer o feto. Neste cenário, cuidar da mãe significa também proteger o feto e considerar sempre que se um fato inesperado ocorre com uma parturiente, o socorrista precisa reconhecer os sinais e os sintomas relacionados ao parto e deve saber como proceder. A seguir, serão apresentados os termos, eventos, estágios e eventuais complicações à gravidez e ao recém-nascido; as fases do trabalho de parto e o cuidado à mãe e ao recém-nascido durante e após o parto.

PARTO E APRESENTAÇÕES

Antes de mais nada, é fundamental entender que o nascimento é um processo natural: a anatomia da mulher, o feto e as transformações que ocorrem durante a gravidez se desenvolvem para que o parto aconteça naturalmente; a ajuda do médico apenas reduz as chances de problemas, tanto para a mãe quanto para o bebê, afinal, as mães é que fazem o trabalho de parto, pois o socorrista apenas auxilia no processo.

A presença de um socorrista durante o parto realizado fora de um hospital é um fator-chave para a sobrevivência do recém-nascido, caso algo saia errado. Os cuidados prestados após o nascimento são imprescindíveis: a primeira hora de vida depois do nascimento pode ser difícil para alguns bebês e para as suas mães.

Um bebê em desenvolvimento ainda no útero é um feto. O feto desenvolve-se dentro de um órgão muscular chamado útero. A mãe e o feto estão fisiologicamente prontos para o parto após 37 semanas de gravidez, quando o parto se inicia.

Durante o trabalho de parto, os músculos do útero se contraem e envolvem o bebê para baixo, em direção ao colo uterino, chamado cérvix. Como a cérvix se expande para permitir a passagem da cabeça do feto através dela, a mãe pode notar a saída de pequenos traços de sangue ou secreções manchadas de sangue, via vaginal. Isto é chamado de tampão mucoso e é normal. O feto passa pela cérvix e entra no canal do nascimento ou vagina, pelo qual ele se desloca para o mundo exterior e nasce.

Durante a avaliação da mãe, você precisa examinar atenciosamente se há coroação. Coroação é quando uma parte do bebê aparece para fora e é, normalmente, a cabeça. Contudo, quaisquer partes do bebê podem sair primeiro, incluindo as nádegas ou pés. Uma vez que o bebê entra no canal de nascimento, a cada contração uterina, a cabeça ou outra parte qualquer do corpo vai se exteriorizando. Isso significa que o nascimento é iminente.

O feto cresce dentro de uma bolsa especial conhecida como bolsa amniótica. A bolsa fica cheia de fluido (líquido amniótico) que cerca e protege o bebê. Embora a bolsa amniótica possa se romper prematuramente, ela usualmente se rompe durante o trabalho de parto e o fluido escorre pela vagina. Este acontecimento é chamado ruptura da bolsa e é uma importante etapa do trabalho de parto. Quando estiver avaliando a mãe, você deve perguntar a ela se a bolsa de água estourou. Ela saberá dizer se sim ou não. Às vezes a bolsa irá romper-se prematuramente no trabalho de parto; por vezes, irá se romper muito depois.

Os fluidos da bolsa amniótica irão ajudar a lubrificar o canal do nascimento para a passagem do bebê. Durante a gravidez um órgão especial chamado placenta se desenvolve no ventre da mulher. O oxigênio e os nutrientes provenientes do sangue da mãe passam pela placenta e entram na circulação do feto por meio do cordão umbilical. Os dejetos do feto são eliminados por meio do mesmo sistema placentário.

ETAPAS DO TRABALHO DE PARTO

- **Etapa 1:** Tem início quando as contrações se iniciam. Seu final é caracterizado pela dilatação completa da cérvix, que ocorre para que o bebê possa entrar no canal de parto.
- **Etapa 2:** Tem início quando o bebê entra no canal do parto e o seu final é caracterizado com o seu nascimento.
- **Etapa 3:** Começa quando o bebê nasce e termina com a saída da placenta, do cordão umbilical, das membranas do saco amniótico e de alguns tecidos do revestimento uterino (dequitação) que saem após o nascimento do bebê. Esses tecidos consistem da placenta, do cordão umbilical, dos tecidos do saco amniótico e de alguns tecidos do útero.

É normal que haja secreção vaginal durante todo o trabalho de parto. Durante sua primeira fase, o primeiro tipo de secreção que aparece pode ser aquoso, mucossanguinolento. Depois desta fase, a secreção apresenta-se mais fluida e ainda com presença de sangue. É considerada normal apenas a saída de uma pequena quantidade de sangue misturado ao muco. O sangramento intenso pode ser indicador de problemas sérios. Neste caso, há a necessidade da ajuda especializada e transporte o mais rápido possível para uma maternidade.

As contrações uterinas são a causa da dor do parto. Como socorrista, você terá que cronometrar a frequência e a duração das contrações e observar as suas características.

- **Tempo de contração:** tempo compreendido entre o início da contração uterina até o relaxamento deste órgão.
- **Intervalo de contração:** tempo compreendido entre o início de uma contração e o início da próxima; com a progressão do trabalho de parto, o intervalo da contração vai diminuindo.

O papel principal do socorrista é ajudar a mãe se o nascimento for iminente. Tenha a certeza de que tem o material necessário para prestar todos os cuidados.

SUPRIMENTOS E MATERIAIS

- Equipamento de proteção individual (EPI) isolamento de fluidos corpóreos, como luvas. Atenção, pois a parturiente pode ter alergia ao látex. Máscaras faciais, óculos protetores e aventais devem ser incluídos.
- Toalhas, lençóis e mantas, para serem colocados sobre a mãe e para secar e embrulhar a criança.
- Compressa de gaze para limpar e secar a boca e o nariz do bebê.
- Dispositivo ou "pera" de borracha para aspirar a boca e o nariz do bebê.
- Clampes e cordões para amarrar o cordão umbilical antes de cortá-lo.
- Tesoura esterilizada para cortar o cordão umbilical.
- Bacias e sacos plásticos para transportar a placenta e outros tecidos.
- Saco plástico resistente vermelho para depositar tecidos, roupas e material sujo; quando da chegada do SME, este material biológico contaminado deve ser entregue adequadamente ao descarte.

A sua avaliação inicial permitirá perceber se é realmente a hora do parto. Se o parto não puder esperar pelo transporte para uma maternidade, material deve ser disposto de forma que esteja ao alcance do socorrista durante o atendimento. Este deve vestir seu equipamento de proteção individual e preparar-se para o parto.

6

Seção

Emergências Ambientais

capítulo 25

Animais Peçonhentos

Definição e Conceitos

Animais peçonhentos são aqueles que produzem uma peçonha em um grupo de células ou órgão secretor (glândula) e possuem uma ferramenta capaz de injetá-la em sua presa ou predador. Tais ferramentas podem ser dentes modificados, aguilhão, ferrão, quelíceras, cerdas urticantes, nematocistos, dentre outras.

Os principais animais peçonhentos que causam acidentes no Brasil são algumas espécies de serpentes, escorpiões, aranhas, lepidópteros (mariposas e suas larvas), himenópteros (abelhas, formigas e vespas), coleópteros (besouros), quilópodes (lacraias), peixes, cnidários (águas-vivas e caravelas), dentre outros. Esses animais possuem presas, ferrões, cerdas, espinhos, entre outros, capazes de envenenar as vítimas. No caso de mordida de cobra (Figura 25.1), às vezes é possível identificar a cobra pela cor ou pela marca da mordida. No entanto, na dúvida, considere a cobra venenosa.

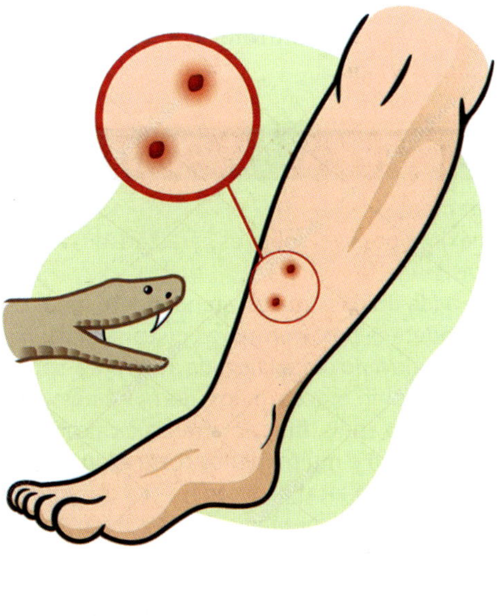

Figura 25.1 Mordida de cobra.

A morte por picada de cobra normalmente não ocorre rapidamente a não ser que um choque alérgico aconteça ao mesmo tempo. Manter a calma assim como a do paciente será primordial. Haverá tempo para alertar o resgate e providenciar os cuidados para o paciente.

Verifique sempre a segurança do local e tenha muito cuidado com a cobra mesmo que ela esteja ferida.

Se a cobra foi morta ou ferida, não toque nela. Cobras podem picar mesmo quando gravemente feridas ou moribundas.

IDENTIFICAÇÃO

Os sinais e sintomas da picada de cobra podem incluir:

- Uma perceptível picada na pele. Pode parecer nada mais que uma alteração da coloração;
- Dor e inchaço na área da picada. Isso pode ter desenvolvimento lento, levando de 30 minutos até várias horas;
- Pulso rápido e respiração difícil;
- Fraqueza;
- Problemas visuais;
- Náusea e vômitos;
- Sudorese.

PRIMEIRO ATENDIMENTO

- Verifique se o local é seguro para você e para a pessoa que foi mordida;
- Pegue o *kit* de primeiros-socorros;
- Use o EPI;
- Avalie o local da emergência e adote precauções para o isolamento de substância corpórea;
- Mantenha o paciente calmo e deitado;
- Acione o serviço médico de emergência (SME);
- Localize a marca da picada e limpe o local com água e sabão;
- Remova anéis, braceletes e outros objetos que possam fazer constrição no membro afetado;
- Imobilize o membro atingido. É necessário manter a área da picada no mesmo nível do coração ou, se possível, abaixo do nível do coração;
- Providencie os cuidados para a prevenção e o controle do choque, conservando a temperatura do corpo e monitorando os sinais vitais.

IMPORTANTE

- Procure atendimento médico imediatamente;
- informe ao profissional de saúde o máximo possível sobre as características do animal, como tipo de animal, cor, tamanho, dentre outras;
- Se possível, e caso tal ação não atrase a ida do paciente ao atendimento médico, lave o local da picada com água e sabão (exceto em acidentes por águas-vivas ou caravelas); mantenha a vítima em repouso e com o membro acometido elevado até a chegada ao pronto-socorro;
- Em acidentes nas extremidades do corpo, como braços, mãos, pernas e pés, retire acessórios que possam levar à piora do quadro clínico, como anéis, fitas amarradas e calçados apertados;
- Não amarre (torniquete) o membro acometido e muito menos corte e/ou aplique qualquer tipo de substância (pó de café, álcool, dentre outras) no local da picada;
- Não tente "chupar o veneno", essa ação apenas aumenta as chances de infecção local.

MORDIDAS E PICADAS DE INSETOS, ABELHAS E ARANHAS

Normalmente, mordidas e picadas de insetos provocam apenas dor leve, prurido e inchaço no local. No entanto, algumas picadas de insetos poderão ser graves e até fatais se o veneno for injetado na pessoa, caso haja reação alérgica grave à mordida ou picada.

Primeiros atendimentos

- verifique se o local é seguro para você e para a pessoa que foi mordida ou picada;
- pegue o *kit* de primeiros-socorros;
- use o EPI;
- se a pessoa for picada por uma abelha, raspe o ferrão e o saco de veneno com algo duro, sem espremer, como a borda de um cartão de crédito ou carteira de identidade;
- lave a picada ou mordida com água corrente e sabão;
- coloque sobre a área um saco de água e gelo enrolado numa toalha por até 20 minutos;
- observe por, no mínimo, 30 minutos sinais de reação alérgica intensa. Esteja preparado para utilizar o dispositivo autoinjetor de epinefrina da pessoa, se necessário.

IMPORTANTE

- Pessoas que já tiveram reações alérgicas intensas à picada ou mordida de insetos geralmente têm um dispositivo autoinjetor de epinefrina e sabem usá-lo; além disso, costumam utilizar uma pulseira de identificação médica.
- Caso a pessoa desenvolva reação alérgica intensa, ligue ou peça para alguém ligar para a emergência local.

PICADAS DE ARANHAS E ESCORPIÕES VENENOSOS

A picada de insetos não venenosos pode causar sinais leves de vermelhidão e prurido naquela área. No entanto, a picada de uma aranha ou escorpião venenoso pode deixar a pessoa doente.

Identificação

- Dor intensa no local da mordida ou picada;
- Cãibras musculares;
- Dor de cabeça;
- Febre;
- Vômito;
- Problemas respiratórios;
- Convulsões;
- Ausência de resposta.

Primeiros Atendimentos

- Verifique se o local é seguro para você e para a pessoa que foi picada ou mordida;
- Pegue o *kit* primeiros-socorros;
- Use o EPI;

- Ligue para a emergência;
- Lave a área da mordida ou picada com bastante água corrente e sabão;
- Coloque na mordida ou picada um saco de água e gelo enrolado numa toalha.

PICADAS DE CARRAPATOS

Muitos carrapatos são inofensivos, mas alguns transmitem doenças graves. Eles são encontrados em áreas arborizadas e se grudam a partes expostas do corpo. Se encontrar um carrapato, remova-o o quanto antes. Quanto mais tempo o carrapato ficar grudado na pessoa, maior será a chance de contrair uma doença.

Primeiros Atendimentos

- Pegue o *kit* de primeiros-socorros;
- Use o EPI;
- Use uma pinça para pegar o carrapato pela boca ou pela cabeça dele, o mais próximo possível da pele;
- Evite esmagar o carrapato;
- Puxe de uma vez só. Se você puxar até a pele da pessoa arquear e aguardar alguns segundos o carrapato pode se soltar;
- Coloque o carrapato em um saco plástico caso a pessoa precise levá-lo consigo quando receber cuidados médicos;
- Lave a área da picada com água corrente e sabão;
- Se estiver em um local onde haja doenças transmitidas por carrapatos, sugira que a pessoa procure atendimento médico o mais rápido possível.

capítulo 26

Animais Aquáticos

Definição e Conceitos

É importante estar ciente de possíveis acidentes com peixes e animais marinhos ao nadar no oceano: mordidas e picadas de águas-vivas, arraia ou peixe-pedra podem causar dor, inchaço, vermelhidão ou hemorragia. Algumas mordidas e picadas de animais marinhos podem ser graves e até mesmo fatais em caso de reação alérgica intensa à picada ou ao veneno.

ATENDIMENTO INICIAL PARA ACIDENTES COM ANIMAIS AQUÁTICOS

- Verifique se o local é seguro para você e para a pessoa que foi picada;
- Pegue o *kit* de primeiros-socorros;
- Use o EPI;
- Mantenha a pessoa ferida calma e imóvel;
- Retire os ferrões ou tentáculos com uma luva ou toalha; esteja atento para não se machucar;
- Se o acidente for com uma água-viva, lave a área ferida por pelo menos 30 segundos com bastante vinagre. Na ausência de vinagre, use uma solução de bicarbonato de sódio e água;
- Mergulhe em água quente a parte do corpo que foi picada, ou peça para a pessoa tomar um banho de água quente por pelo menos 20 minutos, ou enquanto a dor persistir.

Ligue para o número de emergência se:

- A pessoa que foi mordida ou picada por um animal marinho apresentar sinais de reação alérgica intensa;
- A pessoa foi mordida ou picada enquanto estava numa área conhecida pela presença de animais marinhos venenosos.

IMPORTANTE

Quando a mordida ou picada abrir a pele, procure atendimento médico; será necessário tratamento com antibióticos e higienização adequada.

capítulo 27

Temperatura – Intermação e Hipotermia

Definição e Conceitos

As emergências relacionadas ao calor, se não forem reconhecidas e tratadas, podem progredir rapidamente. A intermação é uma condição que apresenta riscos à vida do paciente. A exposição a ambientes quentes e úmidos ou a exposição ao excessivo calor em ambientes fechados, como saunas, podem causar a produção de muito calor, provocando um aumento anormal da temperatura corporal.

Algumas vezes o mecanismo regulador da temperatura corporal falha e torna-se incapaz de eliminar o excesso de calor do corpo. A temperatura, então, eleva-se significativamente, tornando o paciente muito quente; a temperatura corporal do paciente pode aumentar até 40 graus ou mais e o paciente pode apresentar queda do nível de consciência.

Identificação

- Confusão mental;
- Sensação de desmaio ou cansaço;
- Tontura;
- Desmaios;
- Náusea ou vômito;
- Cãibras musculares;
- Convulsão.

Atendimento Inicial à Intermação (Figura 27.1)

- Ligue para o número da emergência;
- Mergulhe a pessoa em água fria até o pescoço; se possível, borrife-a com água fria;

- Caso a vítima esteja consciente, ofereça água fria ou líquidos isotônicos;
- Se a pessoa ficar inconsciente e não respirar normalmente ou tiver *gasping*, inicie a RCP.

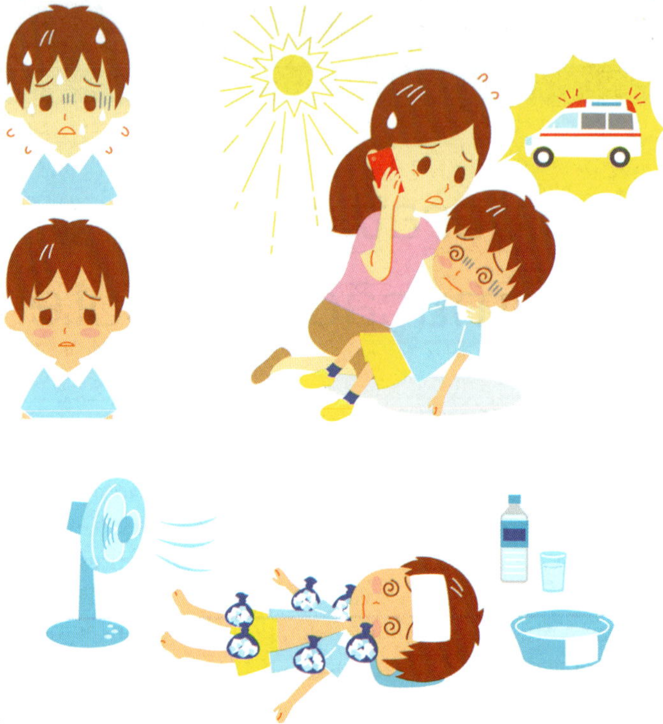

Figura 27.1 Atendimento inicial à intermação.

■ DESIDRATAÇÃO

Pode ser perigoso fazer algumas atividades no calor extremo; a exposição ao calor excessivo pode levar a condições potencialmente fatais. A desidratação ocorre quando a pessoa perde água ou fluido por exposição ao calor, excesso de exercícios, vômito, diarreia, febre ou redução na ingestão de líquidos.

Trate a desidratação o mais rápido possível; se não tratada, pode evoluir para um choque.

Identificação

- Fraqueza;
- Sede ou boca seca;
- Tontura;
- Confusão;
- Produção de urina abaixo do normal.

Atendimento Inicial à Desidratação

Ao suspeitar que uma pessoa está desidratada, procure atendimento médico o mais rápido possível; caso ela esteja consciente e capaz de deglutir, ofereça isotônicos e água fresca. Para desidratação, o melhor é a prevenção: a pessoa deve beber e comer o suficiente para manter-se hidratada.

CÃIBRAS POR CALOR

Câibras por calor são espasmos musculares dolorosos, geralmente na panturrilha, braços, músculos estomacais e nas costas; elas indicam que problemas relacionados ao calor podem se agravar se a pessoa não tomar as medidas necessárias.

Identificação

- câibras musculares
- sudorese
- dor de cabeça

Atendimento Inicial à Câibra

- Pegue o *kit* de primeiros-socorros
- Use o EPI
- Deixe a pessoa descansar e refrescar-se
- Ofereça um líquido com açúcar e eletrólitos, como isotônico ou suco, ou água, na falta destes
- Se suportável, aplique um saco com água e gelo enrolado em uma toalha na área dolorida por até 20 minutos

EXAUSTÃO POR CALOR

Uma condição mais branda como, por exemplo, câibras por calor, pode rapidamente evoluir em exaustão por calor. Por isso, é importante reconhecer e prestar imediatamente os primeiros-socorros.

Identificação

- Náuseas;
- Tontura;
- Vômito;
- Câibras musculares;
- Sensação de desmaio ou cansaço;
- Suor intenso.

Primeiros-socorros

- Pegue o *kit* de primeiros-socorros;
- Use o EPI;
- Ligue para Emergência;
- Faça com que a pessoa se deite em um local fresco;
- Remova o máximo possível de roupas;
- Esfrie a pessoa com jatos de água fria; se não for possível, coloque panos úmidos e frios no pescoço, axilas e virilha;
- Se a pessoa estiver consciente e puder beber, deve tomar isotônico ou água fresca.

HIPOTERMIA

Quando o calor corporal é perdido mais rápido do que é produzido, temos uma condição de hipotermia. Ela torna-se generalizada quando a temperatura interna do corpo cai; para prevenir essa condição, o corpo irá tentar compensar com atividade muscular, como tremores, a fim de aumentar o metabolismo e manter o calor corporal. Porém, se a temperatura corporal continuar caindo e os tremores cessarem, o corpo não terá condição de aquecer-se por seus próprios meios.

Crianças e idosos são mais suscetíveis a emergências relacionadas ao frio, assim como os portadores de doenças crônicas.

A permanência prolongada na chuva fria ou outras condições úmidas e frias pode levar à hipotermia. A temperatura corporal pode baixar mesmo quando a temperatura externa está acima de zero. Ela pode causar graves problemas e até mesmo levar o paciente a óbito.

Identificação

- Pele fria;
- Calafrios que cessam quando a temperatura corporal cai muito;
- Confusão;
- Alteração da personalidade;
- Sonolência e falta de noção da pessoa sobre sua condição;
- Consciência rebaixada;
- Pulso rápido na fase inicial, diminuindo em seguida;
- Rigidez muscular acompanhada de pele fria e azulada;
- À medida que a temperatura corporal continua a cair, pode ser difícil dizer se a pessoa está respirando, ela pode ficar inconsciente e até mesmo parecer morta.

Atendimento Inicial à Hipotermia

- Verifique se o local é seguro para você e para a pessoa que apresente hipotermia;
- Retire a pessoa do frio;
- Remova roupas molhadas, seque a pessoa e cubra com cobertor;
- Pegue o *kit* de primeiros-socorros e o DEA, se disponível;
- Ligue para emergência;
- Vista a pessoa com roupa seca. Cubra o corpo e a cabeça, mas não o rosto, com cobertores, toalha ou até mesmo jornais;
- Fique com a pessoa até chegar alguém com treinamento mais avançado;
- Monitore os sinais vitais;
- Proporcione um suporte emocional e tranquilizador ao paciente; enquanto você espera o resgate não dê ao paciente nada para comer ou beber;
- Caso a pessoa fique inconsciente e não respire normalmente ou tiver *gasping*, inicie a RCP.

IMPORTANTE

Alguns casos de hipotermia são extremos. O paciente estará inconsciente, não irá apresentar qualquer sinal vital e a pele estará fria ao toque. Você não deve afirmar que o paciente está morto. Avalie o pulso carotídeo por 30 a 45 segundos; se não houver pulso, inicie a RCP. Transporte o paciente ao hospital mais próximo ou aguarde um resgate; os médicos só irão considerar a morte do paciente após reaquecê-lo.

QUEIMADURAS PELO FRIO

O congelamento total ou parcial de uma parte do corpo, outra emergência que pode ocorrer no ambiente, é causado a partir de uma exposição a temperaturas frias. Ocorre principalmente nas extremidades: dedos das mãos, dedos dos pés, orelhas, face e nariz.

A queimadura pode ser recente, superficial, de início lento, com entorpecimento da parte afetada. O paciente poderá reaquecer a parte afetada com o calor do seu próprio corpo; formigamento e ardor são comuns durante a recuperação.

A queimadura também pode ser demorada e profunda; a princípio, os tecidos abaixo da superfície mantêm-se normais; nas exposições prolongadas ao frio, os tecidos abaixo da superfície enrijecem.

Identificação

Inicialmente

- Palidez da pele (após pressão, a cor da pele não retorna);
- Sensação de frio, dor ou perda de sensibilidade na área afetada;
- A pele permanece macia;
- Sensação de formigamento ao toque.

Depois de algum tempo

- Pele branca e lustrosa;
- Sensação de rigidez e congelamento ao apalpar;
- Inchaço;
- Bolhas;
- Se degelado, podem ocorrer áreas avermelhadas com manchas roxas e pálidas.

Atendimento inicial a queimaduras por frio

- Avalie a segurança do local;
- Realize avaliação inicial;
- Remova o paciente do frio;
- Use o IPI;
- Retire qualquer peça de roupa que esteja molhada ou apertada;
- Ligue para Emergência.

Se a lesão for recente:

- Estabilize manualmente o membro;
- Cubra o membro;
- Não esfregue ou massageie;
- Não exponha novamente a parte afetada ao frio.

Se for uma lesão prolongada:

- Remova joias e acessórios do paciente;
- Cubra a lesão com compressas secas esterilizadas;

- Não estoure as bolhas;
- Não esfregue ou massageie a área;
- Não aplique calor;
- Não reaqueça a área (em algumas localidades são permitidas as manobras de reaquecimento. Peça orientação médica);
- Não permita que o paciente exerça pressão ou caminhe sobre a extremidade afetada procure confortar o paciente.

IMPORTANTE

Não permita que o paciente fume ou consuma bebidas alcoólicas ou cafeína. Essas substâncias podem afetar os vasos sanguíneos e piorar a condição do paciente.

capítulo 28

Queimaduras

Definição e Conceitos

As queimaduras são lesões que podem ser causadas pelo contato do calor, eletricidade ou produtos químicos. As queimaduras por calor são causadas quando alguém toca uma superfície ou líquidos quentes, vapor ou fogo.

As queimaduras são classificadas em acordo com a profundidade (Figura 28.1):

- **Queimadura superficial (queimadura de 1º grau):** somente a camada externa da pele é queimada. Ela causa vermelhidão e algumas vezes ligeiro edema. O paciente queixa-se frequentemente de muita dor no local. Um exemplo são as queimaduras de sol.
- **Queimadura moderada (queimadura de 2º grau):** envolve a derme e a epiderme. Nota-se intenso eritema, bolhas e uma aparência manchada da pele e dor intensa. Um exemplo são as queimaduras por vapor.
- **Queimadura profunda (queimadura de 3º grau):** todas as camadas da pele são levadas. Gordura, músculos, nervos e até mesmo ossos e órgãos podem estar envolvidos. Elas aparentam estarem secas, esbranquiçadas, escuras ou avermelhadas. Os nervos são lesados e os pacientes podem não sentir dor alguma.

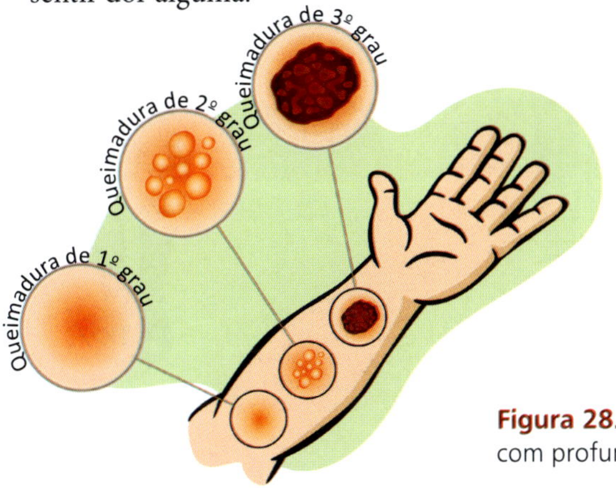

Figura 28.1 Queimaduras em acordo com profunidade.

Identificação

Um ponto importante para fornecer os cuidados adequados em caso de queimaduras é estar pronto para avaliar a gravidade e extensão das lesões. Uma queimadura superficial ou moderada que envolva menos de 9% da superfície do corpo do paciente é considerada uma pequena queimadura. As exceções existem se a queimadura envolver o sistema respiratório, rosto, mãos, pés, virilha, nádegas ou articulações.

Qualquer queimadura no rosto que não seja queimadura solar é um exemplo de grande queimadura.

Pequena queimadura, queimaduras superficiais ou moderadas de 1º e 2º grau envolvendo pequenas porções do corpo, exceto para o sistema respiratório, face, mão, pés, virilha, coxas, nádegas ou articulações.

Grandes queimaduras: qualquer queimadura profunda de 3º grau, uma queimadura moderada de 2º grau que envolva uma área extensa ou crítica do corpo; uma queimadura superficial 1º grau que cubra uma área extensa; qualquer queimadura que envolva a face ou aparelho respiratório.

A gravidade das queimaduras varia de acordo com a localização. Alguns locais, como mãos, face, pés e genitais, são considerados graves. As queimaduras que envolvem as vias aéreas são também bastante críticas. Os profissionais da saúde podem contabilizar a área queimada acometida total para definir o total de superfície corpórea, conhecida como "regra dos nove", conforme a Figura 28.2 a seguir:

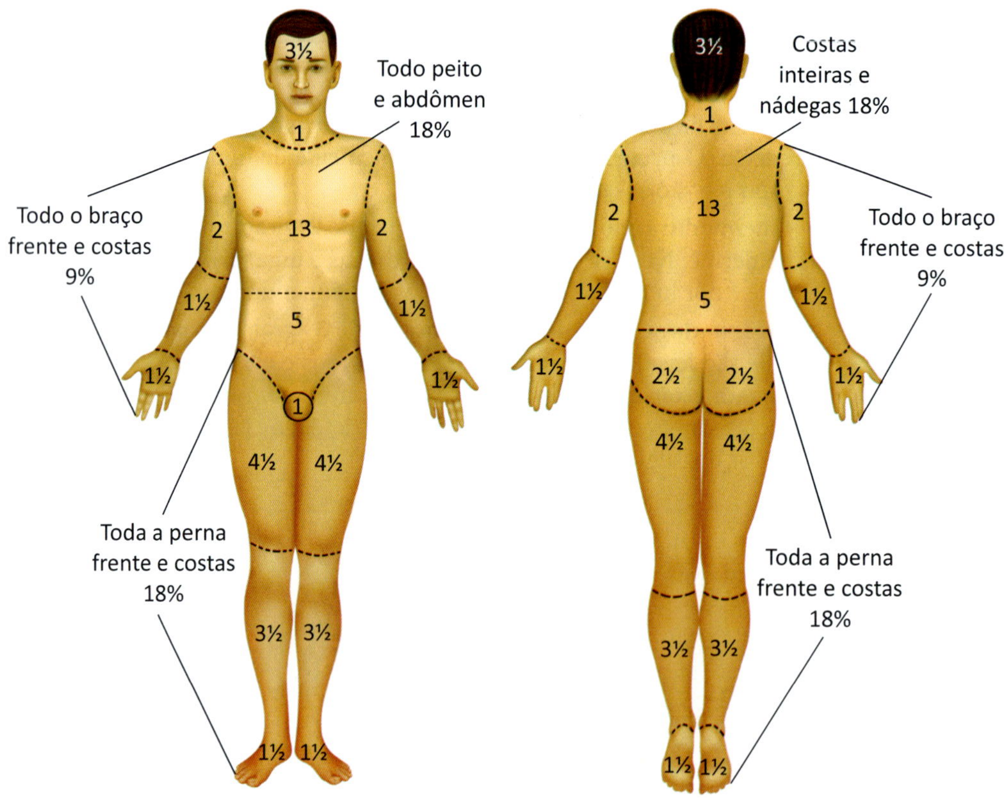

Figura 28.2 Regra dos nove.

QUEIMADURAS CONSIDERADAS LEVES

- Segundo grau, menores do que 15% da superfície corporal.
- Terceiro grau, menor do que 2% da superfície corporal.

QUEIMADURAS MODERADAS

- Primeiro grau, de 50% a 75% da superfície corporal.
- Segundo grau, de 15% a 25% da superfície corporal.
- Terceiro grau, de 2% a 10% da superfície corporal.

QUEIMADURAS CONSIDERADAS CRÍTICAS

- Segundo grau, maiores que 25% da superfície corporal.
- Terceiro grau, maiores do que 10% da superfície corporal.
- Terceiro grau envolvendo face, mãos, pés ou genitais.
- Queimaduras associadas a fraturas ou outras lesões de partes moles.
- Queimaduras das vias aéreas ou lesão respiratória por inalação.

QUEIMADURAS ELÉTRICAS

- Vítimas idosas ou com doenças graves preexistentes.

Primeiro Atendimento nas Pequenas Queimaduras

- Verifique se o local é seguro;
- Pegue o *kit* de primeiros-socorros;
- Use sempre o EPI;
- Lave imediatamente a área queimada com água fria, mas não gelada, por pelo menos 10 minutos;
- Se não houver água fria, use uma compressa limpa fria, mas não congelada;
- Escorra a água fria sobre a queimadura até parar de doer (Figura 28.3);
- Cubra a queimadura com um curativo estéril antiaderente seco ou limpo.

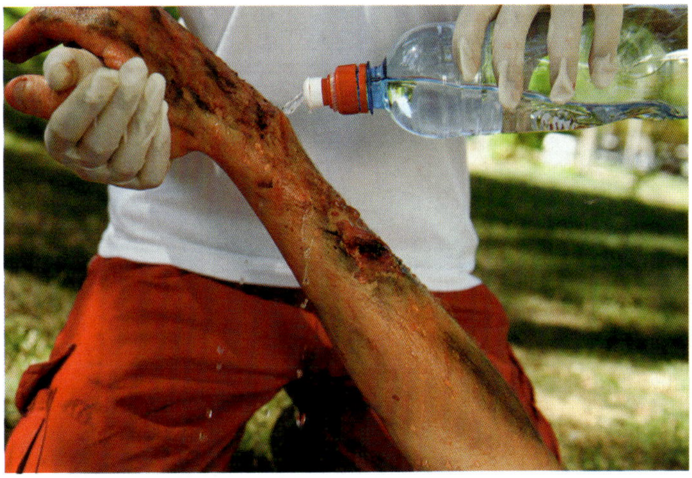

Figura 28.3 Água fria sobre a queimadura para alívio da dor.

Primeiro Atendimento nas Grandes Queimaduras

- Verifique se o local é seguro;
- Pegue o *kit* de primeiros-socorros;
- Use sempre EPI;
- Se houver um incêndio, se a área queimada for grande ou se não souber o que fazer, ligue para emergência;
- Se a pessoa ou a roupa estiver em chamas, apague o fogo. Peça para a pessoa parar, cair e virar-se. Depois, cubra a pessoa com um cobertor molhado;
- Extinto o fogo, remova o cobertor molhado. Remova cuidadosamente joias e roupas que não tenham aderido à pele;
- Para queimaduras grandes, resfrie a área queimada imediatamente com água fria por pelo menos 10 minutos;
- Depois de esfriar a queimadura, cubra com curativo antiaderente esterilizado seco ou limpo (Figura 28.4);
- Cubra a pessoa com um cobertor seco;
- Verifique se há sinais de choque;
- Se a queimadura for grande, a pessoa deve ser examinada por um profissional da saúde o mais rápido possível;
- Um profissional da saúde pode definir o tratamento necessário.

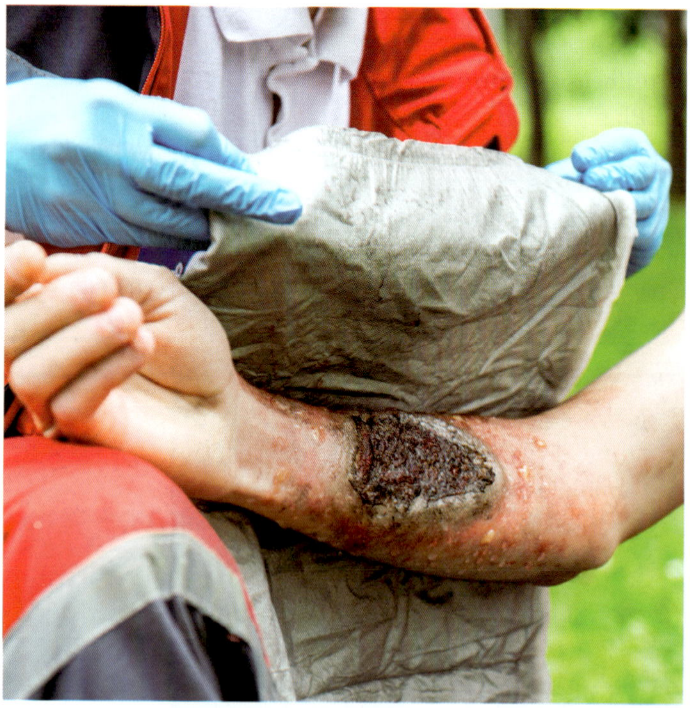

Figura 28.4 Curativo antiaderente esterelizado e seco.

capítulo 29

Afogamento

Definição e Conceitos

"Afogamento é o processo resultante da insuficiência respiratória causada por submersão/imersão em líquido." Esta é a definição adotada pela Organização Mundial da Saúde (OMS). Os afogamentos são responsáveis por 0,7% de todas as mortes ocorridas no mundo (mais de 500 mil por ano).

Um primeiro passo para o atendimento ao afogamento e a segurança do socorrista: evidências científicas com simulação e séries de casos com registros de atendimento demonstram que tentativas de resgate por indivíduos não treinados adequadamente demandam mais tempo, menor eficiência e piores desfechos de sobrevivência.

As regras básicas são:

- Avalie primeiro a segurança do local e a sua segurança.
- Não tente resgatar uma vítima na água, a não ser que você esteja treinando adequadamente para isso.
- Não tente resgatar alguém se não souber nadar ou se não tiver o treinamento necessário. Se estiver sozinho, nunca tente um resgate na água.

CADEIA DE SOBREVIVÊNCIA DO AFOGAMENTO E ATENDIMENTO INICIAL NO AFOGAMENTO

O termo "Cadeia de Sobrevivência" (Figura 29.1) fornece uma simbologia útil para os elementos do atendimento de emergência em afogamentos e envolvem princípios e ações específicas para essas situações. Uma Cadeia de Sobrevivência de Afogamento única e universal pode guiar os passos importantes para salva-vidas, pessoas em geral e profissionais de resgate. Isso pode melhorar significativamente as chances de prevenção, sobrevivência e recuperação para pessoas em perigo potencial na água.

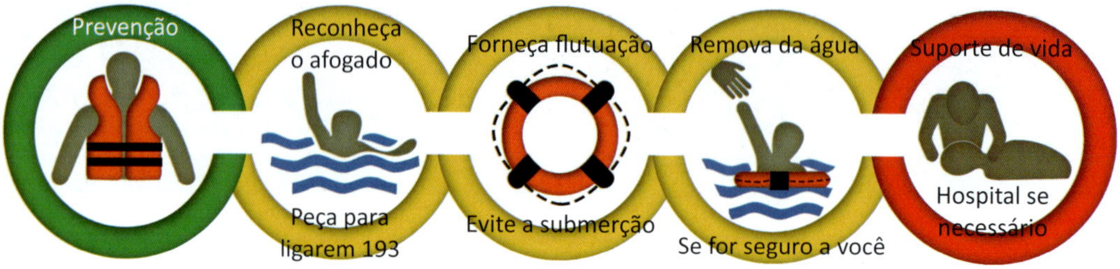

Figura 29.1 Cadeia de sobrevivência do afogamento.

"EVITE SE AFOGAR – ESTEJA SEGURO EM E AO REDOR DA ÁGUA"

Estima-se que a maioria dos afogamentos seja evitável. A capacidade de evitar um afogamento contrasta com as altas taxas de resultados ruins após esses tipos de incidentes. O afogamento requer vários tipos de proteção. Para ser eficaz, a prevenção de afogamento deve ser usada por indivíduos próximos, em ou ao redor da água, e aqueles que supervisionam ou cuidam de outras pessoas em ambientes aquáticos.

Principais Ações de Aconselhamento

- Mantenha as crianças ao alcance quando estiver dentro ou perto da água.
- Nadar em áreas seguras onde existam salva-vidas.
- Vedação de piscinas, *spas* e outros espaços aquáticos como jacuzzis, pequenos poços etc.
- Use sempre um colete salva-vidas ao usar embarcações (por exemplo, barco, caiaque etc.)
- Aprenda a nadar e habilidades de sobrevivência em segurança da água.

"RECONHECER O PERIGO – PEÇA AJUDA"

O primeiro desafio é reconhecer uma pessoa em perigo na água, saber como agir com segurança e ativar o serviço médio de emergência.

Principais Ações de Aconselhamento

- Reconhecer os sinais de socorro da vítima no início do afogamento. Vítimas podem não acenar ou pedir ajuda.
- Diga a alguém para pedir ajuda enquanto estiver no local para prestar assistência.
- Observe onde a vítima está na água ou peça a um espectador para manter vigilância constante.

"FORNECER FLUTUAÇÃO – PARA EVITAR A SUBMERSÃO"

Depois de reconhecer que a vítima está em perigo e pedir ajuda, a próxima prioridade é interromper a processo de afogamento fornecendo flutuação para a vítima (Figura 29.2):

- Dispositivos como boias de anel (boias salva-vidas) são projetados para fornecer flutuação. No entanto, nem sempre estão disponíveis no local de um incidente de afogamento. Portanto, improvisar auxiliares de flutuabilidade, como garrafas/recipientes de plástico vazios, *bodyboards*, pranchas de *surf*, madeira flutuante, caixas de gelo etc.

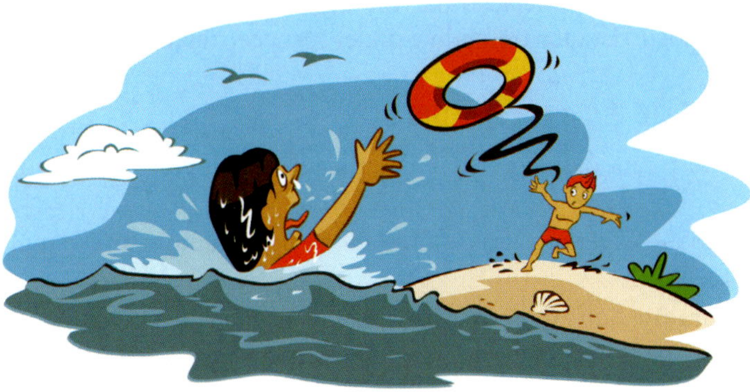

Figura 29.2 Fornecer flutuação para a vítima.

- É fundamental que os leigos tomem precauções para não se tornarem outra vítima com comportamentos inadequados/perigosos.

Principais ações de aconselhamento

Enquanto ajuda os outros

- Fique fora da água para reduzir o risco de resgate;
- Jogue algo que flutue para a vítima.

Para ajudar você mesmo

- Se estiver em dificuldade, não entre em pânico; use qualquer objeto de flutuação que você possa ter;
- Sinalize a ajuda assim que possível e flutue.

"REMOVER DA ÁGUA – APENAS SE FOR SEGURO FAZÊ-LO"

Remover a vítima da água é essencial ao processo de afogamento. Várias estratégias para remoção podem ser usadas: ajudar a vítima a sair da água dando instruções, ou seja, apontando para o lugar mais próximo e seguro para sair; tentar remover a vítima sem entrar totalmente na água, utilizando técnicas de resgate, como atingir, lançar e vadear com equipamento; se tudo falhar, o socorrista leigo pode então considerar entrar na água. A entrada de uma pessoa inexperiente na água para resgatar alguém é extremamente perigoso e não é recomendado.

Principais Ações de Aconselhamento

- Ajude a vítima com o autorresgate, dando-lhes instruções para sair da água;
- Tente remover a vítima sem entrar na água;
- Somente com segurança, resgate a vítima usando qualquer flutuação disponível.

"PROCURE CUIDADOS QUANDO NECESSÁRIO – BUSQUE ATENÇÃO MÉDICA"

O suporte básico de vida na água para resgatar os pacientes é único devido ao ambiente perigoso que pode causar dificuldades na prestação de cuidados antes, durante ou após o processo de resgate. A necessidade e a iniciação da vida básica pode ocorrer enquanto a vítima ainda estiver na água se o socorrista for treinado e puder fornecer ressuscitação com segurança.

Principais Ações de Aconselhamento

- Se não estiver respirando, inicie a RCP (ventilações e compressões) imediatamente (Figura 29.3);
- Considere o uso de oxigênio e um desfibrilador externo automático o mais rápido possível, se disponível;
- Se houver respiração, fique com a vítima até que chegue ajuda;
- Procure ajuda médica/hospital se houver algum sintoma e para todas as vítimas que precisem de ressuscitação;
- Se não for interrompido, o processo de afogamento leva à apneia, seguido de parada cardíaca.

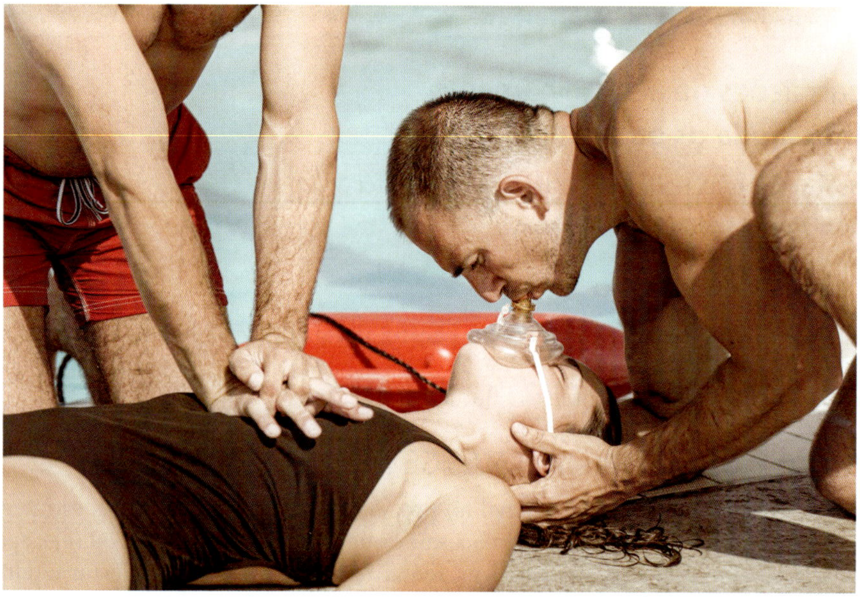

Figura 29.3 Manobras de RCP.

EM CASO DE AFOGAMENTO A MELHOR TÉCNICA RECOMENDADA DE RESSUSCITAÇÃO É DESCRITA A SEGUIR

Dentro da água

Somente guarda-vidas e leigos com treinamento em ressuscitação dentro da água:

1. Se existe parada respiratória e ainda não ocorreu a cardíaca, realizar somente ventilações e resgatar a área seca.
2. Se existe PCR (parada cardiorrespiratória) completa, não ventilar dentro da água e resgatar direto para área seca.

Fora da Água

Se houver somente parada respiratória:

3. Leigo treinado em curso de RCP e profissionais de saúde (como guarda-vidas) devem realizar ventilações até o retorno da ventilação espontânea.
4. Em PCR
   4.1. Leigo com nenhuma ou rara experiência em RCP – só compressão.
   4.2. Leigo treinado em curso de RCP e profissionais de saúde (como guarda-vidas) – sequência ABC mantendo as ventilações.

Convém citar que diretrizes de RCP recomendam a individualização da sequência baseada na etiologia da PCR (causa). Para RCP em casos de afogamento, deverá continuar utilizando o tradicional ABC, pela natureza de sua PCR ser hipóxia.

"A mais importante intervenção no tratamento do afogado é o imediato fornecimento de ventilação (caso não tenha sido feito ainda dentro da água)."

"Imediatamente após a retirada da vítima inconsciente da água, o socorrista deverá abrir as vias aéreas (A) e checar a respiração, (B) e se não houver respiração, prover 2 ventilações de forma a elevar o tórax."

O Conselho Europeu de Ressuscitação (ERC) descreve também essa conduta, exceto quanto às duas primeiras insuflações logo após a retirada da água, em que a recomendação é de 3-5 insuflações iniciais para garantir adequada ventilação.

Sempre avalie cuidadosamente os seguintes aspectos quando cuidar de um paciente vítima de acidente na água:

- Obstrução das vias aéreas pode ocorrer por meio de água, corpos estranhos ou edema das vias aéreas (comuns quando há ferimento no pescoço durante um mergulho). Espasmos das vias aéreas também são comuns em casos de afogamento.
- Parada cardíaca, normalmente decorrente da parada respiratória.
- **Ferimentos na cabeça e no pescoço:** mais comuns nos acidentes com barcos, esqui aquático ou mergulho, e também podem ocorrer em casos de afogamento em águas rasas.
- **Lesões internas:** ao resgatar o paciente, fique atento a possíveis fraturas ou luxações, contusões ou hemorragia interna. Normalmente não é dada a devida atenção às hemorragias internas em função de outros problemas associados ao afogamento. Monitore constantemente o paciente, identificando sinais ou sintomas que denunciam o estado de choque.
- **Hipotermia:** para que haja hipotermia, a água não precisa estar necessariamente muito fria ou gelada, e nem o paciente precisa ficar muito tempo imerso.

capítulo 30

Intoxicações

Definição e Conceitos

Qualquer substância química que cause danos ao corpo é um veneno. Alguns casos de ingestão dessas substâncias são tentativa de suicídio ou homicídio, mas a maioria é acidental e quase sempre envolve crianças. Na maioria dos casos, diz-se em um dos aforismas da intoxicação: "a diferença entre um veneno e um remédio está apenas na dose".

Há quatro formas de exposição ou maneiras que o veneno pode entrar no corpo: ingestão, inalação, absorção e injeção (injetáveis).

No Brasil, em situações de emergência, ligue para o CEATOX 0800-0148110. Habitualmente algumas informações são fundamentais, tais como:

- Idade do paciente;
- Peso do paciente;
- Como foi o contato com o produto;
- Há quanto tempo foi a exposição;
- Os sintomas que o paciente está apresentando;
- Informações sobre o produto – tenha a embalagem em mãos;
- Um número de telefone para contato.

ENVENENAMENTO POR INGESTÃO

- Em possíveis casos de envenenamento por ingestão, obtenha informações rapidamente.
- Se possível, faça história clínica enquanto faz o exame físico.
- Observe qualquer recipiente que possa conter substâncias tóxicas. Veja se há vômito.
- Confira se há qualquer substância nas roupas do paciente ou se ele está usando roupas que possam indicar a natureza de seu trabalho (fazendeiro, trabalhador de minas etc.); a cena que você está vendo pode ser associada a algum tipo de envenenamento?
- Se possível, questione o paciente ou questione também qualquer pessoa que esteja presente.

Identificação

Os sinais podem incluir qualquer um ou todos a seguir:

- Queimaduras ou manchas ao redor da boca do paciente;
- Odores incomuns da respiração, no corpo, nas roupas do paciente ou no ambiente;
- Respiração anormal;
- Pulsação com frequência e características anormais;
- Sudorese;
- Pupilas dilatadas ou contraídas;
- Produção excessiva de saliva ou presença de espuma na boca;
- Dores na garganta ou na boca ou deglutição dolorosa;
- Dor abdominal;
- Mal-estar gástrico ou náusea, vômito, diarreia;
- Convulsões;
- Estado alterado de consciência, inclusive inconsciência;

Atendimento Inicial à Intoxicação

- Faça contato com o centro de atendimento toxicológico para obter informações sobre o tratamento apropriado para venenos específicos.
- Não realize nenhum procedimento, além do ABC, para assegurar o controle de situações que ameacem a vida até ter recebido orientações médicas.
- Em casos de emergência, o cuidado consistirá em diluir o veneno no estômago do paciente, então ministrar o carvão ativado; mas nunca faça isso se a vítima estiver inconsciente, não responder a estímulos e não tiver reflexos, pois ela poderá aspirar o conteúdo gástrico para o pulmão.
- Siga as instruções dadas pelo centro.

Há perigo associado à oferta de líquidos para os pacientes que ingeriram veneno. Isso é especialmente válido para os pacientes com alteração de consciência, convulsão ou se o veneno for ácido, álcali ou produto derivado do petróleo (soluções utilizadas para limpar fornos, ralos e vasos sanitários, como amônia, alvejante, querosene e gasolina). Sempre verifique, no hálito do paciente, as queimaduras ao redor da boca e odor de produtos derivados de petróleo. Siga as instruções dadas pelo centro de atendimento toxicológico.

Atendimento Inicial para Pacientes Conscientes

- Avalie o local da emergência e adote as precauções para isolamento de substâncias corpóreas.
- Mantenha as vias aéreas permeáveis.
- Contate o centro de atendimento toxicológico ou resgate para obter informações.
- Dilua o veneno fazendo o paciente beber um ou dois copos com água ou leite. Pode-se misturar xarope de ipeca ou carvão ativado. Sempre peça orientação médica antes de ministrar medicações ao paciente. O centro de atendimento toxicológico ou resgate pode recomendar que o paciente beba os líquidos em goles pequenos, a fim de prevenir vômitos. Não dê nada por via oral se o paciente estiver convulsionando ou engasgando, a menos que essa orientação venha do centro ou do resgate.

- Ministre oxigênio de acordo com o protocolo local. Ventilações assistidas podem ser requeridas.
- Se os suprimentos estão disponíveis e você foi orientado a fazê-lo, dê carvão ativado: para um adulto, de 25 a 50 gramas; para uma criança, 12,5 a 25 gramas.
- No caso de vômito, posicione o paciente de maneira que ele não aspire. Ponha-o na posição semissentada, com a cabeça virada para o lado.
- Cuidado ao manusear o vômito ou deixá-lo exposto pelo risco de contaminação/inalação.

Em casos de envenenamento por ingestão, esteja ciente da limitação dos cuidados de emergência. Alguns venenos matam imediatamente. Certos pacientes só poderão ser ajudados por meio de antídotos específicos e alguns venenos não possuem antídoto. Além dos riscos usuais, se o paciente ingeriu altas e concentradas doses de certos venenos, como arsênico ou cianeto, os resíduos permanecem nos lábios do paciente, e o socorrista pode, desse modo, tornar-se uma vítima. A recomendação é utilizar, como barreira protetora, máscara facial com filtro HEPA/4N95, ventilação manual e outros recursos de proteção.

ENVENENAMENTO POR INALAÇÃO

A não ser que esteja certo da segurança local, o socorrista não deve atender a vítima que inalou veneno. Mesmo que o acidente ocorra em locais ventilados é necessário precaução. A não ser que o socorrista seja treinado para entrar em ambientes hostis e tenha equipamento adequado, não deve-se prestar socorro às vítimas em uma atmosfera envenenada.

Obtenha informações do paciente e das testemunhas presentes o mais depressa possível. Procure indicações do veneno inalado. As possíveis fontes podem ser escapamentos de automóveis, fogões, grelha, gase industriais e latas de *spray*.

A reação do corpo a gases tóxicos no ar pode ser retardada. É preciso que o socorrista alerte o resgate em todos os casos de inalação de fumaça.

Envenenamento por monóxido de carbono pode ocorrer em outras situações além dos incêndios. Uma caldeira com defeito e outros dispositivos de aquecimento são fontes comuns.

Identificação

Os sinais e sintomas provocados pelos venenos inalados variam dependendo do tipo de veneno:

- Respiração rápida e tosse são indicadores característicos;
- A frequência do pulso é normalmente muito rápida ou lenta;
- Os olhos da vítima na maioria das vezes aparentam irritação.

Atendimento Inicial

- Remova a vítima de perto da fonte de envenenamento;
- Mantenha suas vias aéreas abertas;
- Forneça oxigênio;
- Contate o centro de atendimento toxicológico;
- Colete informações dos pacientes e testemunhas (substância inalada, quantidade de tempo exposto, cuidados anteriores, reações e aparência inicial do paciente);
- Pode ser necessária a remoção das roupas contaminadas do paciente. Evite tocá-las, já que pode haver queimadura da pele. Use sempre o EPI.

Atendimento inicial em caso de inalação da fumaça

- Irritação da pele e olhos pode ser tratada com água corrente;
- A prioridade deve ser cuidar da via aérea do paciente;
- Remova o paciente para um local seguro; áreas livres de fumaça;
- Execute a avaliação inicial e as medidas de suporte básico de vida, conforme necessário;
- Se disponível, providencie imediatamente oxigenação a 100% ou na maior fração inspirada possível;
- Se o paciente estiver consciente e sem sinais de lesão no pescoço ou coluna, coloque-o em posição sentada ou semissentada; ele pode achar essa posição melhor para respirar;
- Mantenha o paciente recostado; esteja preparado para uma perda de consciência;
- Para todos os casos de intoxicação por monóxido de carbono, acione o resgate.

ENVENENAMENTO POR ABSORÇÃO (CONTATO)

Os venenos absorvidos normalmente irritam ou lesionam a pele ou os olhos. Porém, há casos raros onde o veneno é absorvido com o mínimo ou nenhum dano à pele. A vítima, as testemunhas e o local ajudam a determinar tais casos. Saiba detectar os casos de envenenamento por absorção, observando as reações da pele relacionadas ao contato com substâncias químicas ou a plantas presentes no local do acidente.

Se o veneno for pó, talvez você tenha que espanar as vestes, pele e cabelo do paciente. Use sempre o EPI. Tome precauções para que o pó não seja inalado por você, pelo paciente, nem pelos presentes. Ao serem inalados, alguns pós podem desencadear reações asmáticas ou choque anafilático.

Identificação

Os sinais provocados pelo envenenamento por absorção incluem uma ou todas as seguintes reações:

- Reação cutânea, irritações moderadas e graves queimaduras;
- Coceira;
- Irritação nos olhos;
- Dor de cabeça;
- Aumento da temperatura da pele;
- Choque anafilático.

Atendimento Inicial

- Remova o paciente da fonte de veneno (quando for seguro este procedimento);
- Lave imediatamente com água corrente todas as áreas (inclusive os olhos) expostas ao veneno;
- Remova as vestes contaminadas (inclusive sapatos e adornos); lave as áreas afetadas da pele do paciente com água e sabão; caso não haja disponibilidade de sabão no local, continue Lavando abundantemente com água corrente;
- Acione o centro de atendimento toxicológico ou resgate;

Você é responsável por toda a roupa, joias, documentos e dinheiro retirados do paciente. Guarde-os em recipientes especiais, entregue-os para autoridades competentes e inclua-os na ficha médica do paciente.

VENENOS INJETÁVEIS

Picadas de insetos, mordidas de aranha, ataque por animais de vida marinha e cobra podem ser considerados fontes de veneno injetáveis. Em todos os casos de venenos injetáveis, esteja alerta para choque por alergia.

Excessos de drogas ou soluções contaminadas também podem produzir sérias emergências.

Alguns pacientes sensíveis a picadas ou mordidas costumam carregar medicações para a prevenção do choque anafilático; auxilie esses pacientes na aplicação de sua medicação; se você for treinado em como ministrar medicações injetáveis, faça-o quando o paciente não puder fazê-lo; faça somente o que lhe foi ensinado. Lembre-se de procurar um dispositivo de informação de doença que alerte sobre alergia.

Sabendo que o paciente pode evoluir para um choque alérgico, alerte o centro de atendimento toxicológico e o resgate o mais rápido possível.

Identificação

Recolha informação do paciente, das testemunhas e, a partir da observação do local, avalie também:

- Marcas de picada ou mordidas na pele;
- Marcas de perfuração na pele. Preste cuidadosa atenção nos dedos, nas mãos, nos antebraços, nos dedos dos pés, nos pés e pernas;
- Dor no local ou ao redor da ferida;
- Coceira;
- Fraqueza, vertigem ou colapso;
- Dificuldade respiratória e frequência anormal da pulsação;
- Dor de cabeça;
- Náusea;
- Choque anafilático.

Atendimento Inicial

- Avalie o local da emergência e adote as precauções para isolamento de substâncias corpóreas;
- Ministre oxigênio de acordo com o protocolo
- Raspe os ferrões das abelhas e vespas e bolsas de veneno; não puxe os ferrões. Raspe-os sempre da pele do paciente. Pode-se utilizar, por exemplo, um cartão de plástico;
- Coloque uma bolsa de gelo ou compressa fria sobre a área da picada ou mordida;
- Sempre ligue para o centro de atendimento toxicológico ou resgate.

Em caso de intoxicação ou acidente por animal peçonhento ligue:

0800 722 6001

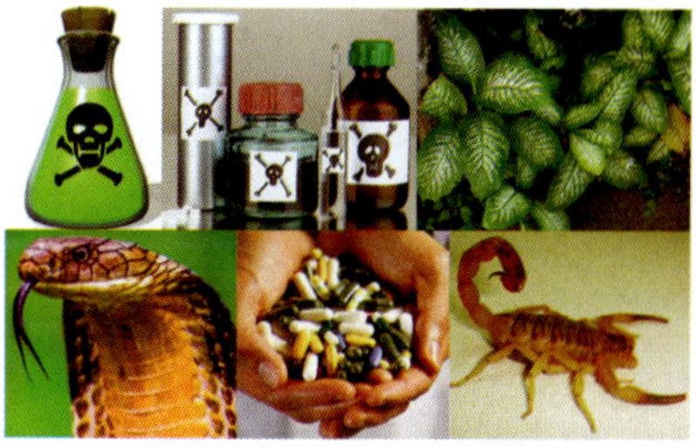

capítulo 31

Acidentes com Eletricidade: Choque Elétrico

Definição e Conceitos

Acidentes com eletricidade (Figura 31.1) podem causar queimaduras internas e externas e lesionar gravemente órgãos e sistemas. É possível ver marcas ou lesões por onde a eletricidade entrou e saiu do corpo e, de acordo com a carga de massa corpórea percorrida pela descarga elétrica, compreender a extensão dos danos. A eletricidade pode propiciar desde parada respiratória, até anomalias graves e letais do ritmo cardíaco, promovendo assistolia (corrente contínua) e fibrilação ventricular (corrente alternada).

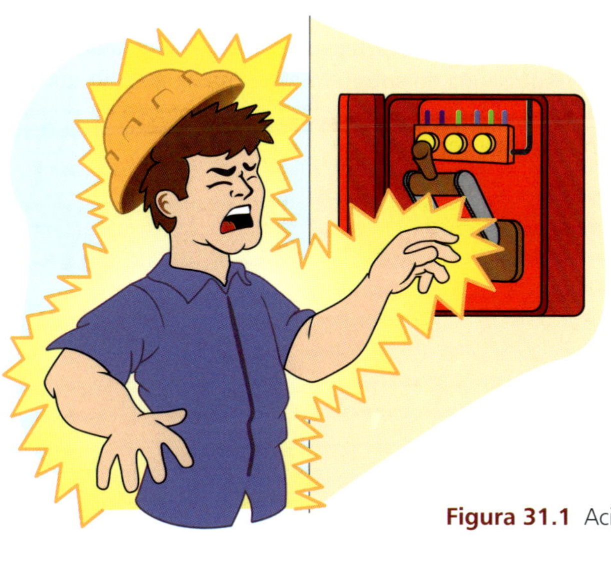

Figura 31.1 Acidente com eletricidade.

PRIMEIRAS AÇÕES PARA ATENDIMENTO

Quando o acidente por eletricidade for causado por corrente alternada em alta tensão, como uma rede elétrica urbana, é fundamental notificar as autoridades competentes e o número de emergência local. Não há possibilidade de quaisquer atendimentos antes de garantir a eficaz segurança dos socorristas: para tal é fundamental que fios/cabos não sejam manuseados sem correta orientação de que a energia seja desligada. Cabe ressaltar também que neste cenário as vítimas não devem ser abordadas se disponibilizadas em ambiente não seguro para o acesso ou se ainda em contato com os cabos de eletricidade.

O socorrista deve estar atento ao fato de que a eletricidade pode se propagar da fonte original através da própria vítima, como meio condutor. Por isso não deve tocar nenhuma vítima se a mesma ainda estiver em contato com a fonte de energia.

DESLIGUE A ENERGIA! GARANTA A SEGURANÇA DO SOCORRISTA

Na Sequência:

- Verifique se o local é seguro;
- Busque o kit de primeiros-socorros e solicite o DEA;
- Use o EPI;
- Ligue para o número da emergência local (192): por vezes a companhia elétrica, defesa civil ou mesmo o corpo de bombeiros devem ser acionados para a garantia de segurança e manuseio das fontes de energia;
- Quando for seguro tocar a vítima, verifique a ocorrência de PCR e administre a RCP, se necessário: lembre-se que acidentes com corrente elétrica alternada (tomadas, eletrodomésticos, etc.) geralmente promovem fibrilação ventricular (fundamental o DEA) e com corrente contínua (raio, desfibriladores) geralmente promovem assistolia;
- Toda vítima de lesão por eletricidade extensa, ainda que não tenha ocorrido PCR, deve ser avaliada por profissional de saúde assim que possível para determinar a extensão das lesões e queimaduras;
- Lesões graves secundárias como extensas lesões musculares com destruição de fibras (rabdomiólise) e lesões dos olhos (catarata precoce) podem se manifestar em lesões extensas e merecem adequada avaliação e prevenção por parte dos profissionais da saúde;
- Pacientes vítimas de choque por vezes têm seu quadro associado a condições de trauma devido terem sido arremessados ou sofrerem forte queda ao solo durante o acidente: convém sempre o manuseio cuidadoso da via aérea com proteção da região cervical, evitando estender a lesão para a coluna cervical.

Referências

1. American Heart Association. Salva corações: primeiros socorros e RCP com DEA/DAE. Dallas: Integracolor; 2017.
2. American Heart Association. SBV: suporte básico de vida. Manual do profissional. Dallas: Integracolor; 2016.
3. Bergeron JD, Bizjak G, Krause GW, Baudour CL. Primeiros socorros. 2 ed. Sao Paulo: Atheneu; 2007.
4. Bittencourt PFS, Camargos PAM. Aspiração de corpos estranhos em pediatria. J Pediatr (Rio J) 2002;78(1):9-18.
5. Bortolotti F. Manual do socorrista. São Paulo: Expansão Editorial; 2009.
6. Caffrey SL, Willoughby PJ, Pepe PE, Becker LB. Public use of automated external defibrillators. N Engl J Med. 2002;347(16): 1242-7.
7. Costa MPF, Guimarães HP. Ressuscitação cardiopulmonar: uma abordagem multidisciplinar. São Paulo: Atheneu; 2007.
8. Costa MPF, Guimarães HP. Ressuscitação cardiopulmonar: uma abordagem multidisciplinar. São Paulo: Atheneu; 2007.
9. Diretrizes de RCP 2015 AHA. https://eccguidelines.heart.org/wp-content/uploads/2015/10/2015-AHA-Guidelines-Highlights-Portuguese.pdf. Acesso em 01/06/2018
10. Gonçalves MEP, Cardoso SR, Rodrigues AJ. Corpo estranho em via aérea. Pulmão RJ 2011;20(2):54-8.
11. Gonzalez MM, Timerman S, Gianotto-Oliveira R, et al. I Diretriz de Ressuscitação Cardiopulmonar e Cuidados Cardiovasculares de Emergência da Sociedade Brasileira de Cardiologia. Arq Bras Cardiol. 2013;101(2 Suppl 3):1-221.
12. Grupo Brasileiro de Classificação de risco. O Protocolo de Manchester de Classificação de Risco. Disponível em: <http://gbcr.org.br/sistema-manchester-> (Acesso fev. 2018)
13. Guimarães HP, Lopes RD, Lopes AC. Parada cardiorrespiratória. São Paulo: Atheneu; 2005.
14. Handschu R, Poppe R, Rauss J, et al. Emergency calls in acute stroke. Stroke 2003;34(4):1005-9.
15. Handschu R, Reitmayer M, Raschick M, et al. First aid in acute stroke: introducing a concept of first action to laypersons. J Neurol 2006; 253 (10):1342–6.
16. Kerber RE, Becker LB, Bourland JD et al. Automatic external defibrillators for public access defibrillation. Circulation 1997;95(6): 1677-82.
17. Lane JC, Silas T. Primeiros socorros: um manual prático. São Paulo: Moderna; 1997.
18. Link MS, Atkins DL, Passman RS, et al. Part 6: electrical therapies: automated external defibrillators, defibrillation, cardioversion, and pacing: 2010 American Heart Association Guidelines for Cardiopulmonary Resuscitation and Emergency Cardiovascular Care. Circulation 2010;122(18 Suppl 3):S706-19.
19. Luciano PM, Matsuno AK, Moreira RSL, et al. Suporte básico de vida. Rev Soc Cardiol Estado de São Paulo. 2010;20(2):230-8.
20. Medeiros LM. Primeiros socorros: condutas técnicas. 2 ed. Sao Paulo: Érica; 2018.
21. National Association of Emergency Medical Technicians (NAEMT). PHTLS: atendimento pré-hospitalar ao traumatizado. 8 ed. Porto Alegre: Artmed; 2017.

22. Sociedade Brasileira de Salvamento Aquático – SOBRASA. http://www.sobrasa.org/qual-a-melhor-abordagem-no-afogamento-com-parada-respiratoria-e-na-pcr-abc-x-cab-x-so-compressao/. (Acesso ago. 2018)
23. Sousa LM. Primeiros socorros: condutas técnicas. 2 ed. São Paulo: Érica; 2018.
24. Sousa LMM. Primeiros socorros: condutas técnicas. 2 ed. São Paulo: Érica; 2018.
25. Stern BE, Berman ME, Thomas JJ, Klassen AC. Community education for stroke awareness: an efficacy study. Stroke 1999;30(4):720-3.
26. Szpilman D, Bierens JJ, Handley AJ, Orlowski JP. Drowning. N Engl J Med 2012;366(22):2102-10.
27. Szpilman D, Morizot-Leite L, Vries W, et al. First aid courses for the aquatic environment. In: Bierens J. Hand book on drowning: prevention, rescue and treatment. New York: Springer-Verlag; 2005. p.342-7.
28. Szpilman D. Creating a drowning chain of survival. Resuscitation 2014; 85(9):1149-52.

Índice Remissivo

Obs.: Números em *itálico* indicam figuras.

I

K

L

M

O

P

Q

IMPRESSÃO:

PALLOTTI
GRÁFICA

Santa Maria - RS | Fone: (55) 3220.4500
www.graficapallotti.com.br